小児科医のアナムネーシス

土居 悟

せせらぎ出版

はじめに

医学部に入学した年、1971年5月の連休でしたが、香川県にある国立療養所大島青松園に、医学系サークルの人に誘われて行きました。1つの島全体が療養所となっていて、高松港から官用船に乗って約20分でした。園内は集落になっていて、公会堂や郵便局もあり、患者さんのお部屋も訪ねました。その夜は島に泊まって、大阪大学微生物病研究所教授の伊藤利根太郎先生と夜遅くまで語りあったことを、今でもよく覚えています。

その時から44年がたった2015年に京都国立博物館の琳派展に行き、俵屋宗達に興味をもちました。宗達がハンセン病で亡くなった角倉素庵《すみのくらそあん》（1571～1632）（朱印船貿易で財をなした角倉了以の長男で実業家のみならず儒学者、書家としても活躍した）を追善するために風神雷神図屏風を描いたのではないかという説に感服し、文殊菩薩がハンセン病患者となってあらわれるという文殊信仰を思い出しました。たしかに、鎌倉時代には西大寺の僧忍性がハンセン病患者の救済に生涯をかけて奔走したのでした。

そうすると、医学部に入学した時に出会った療養所の患者さんは、実は文殊菩薩の化身であったのかもしれないと想ってみると、これまで生きてきたことが違ったかたちでみえてくるように思います。文殊菩薩に導かれて船出した小児科医の旅でしたが、旅の途中のエピソードをごいっしょに振り返っていただければ幸いです。

本文はオンラインジャーナルの「アゴラ通信」に連載した文章の第1回から第63回（2006年9月から2017年1月）まで全63回の内容に若干の加筆、修正を加えたものです。図・写真は紙面の都合で約4割を割愛し、一部を入れ替えました。各回の文章の最後に掲載年月を記載しました。

小児科医のアナムネーシス　目次

ぜんそくはコントロールできます

ぜんそくという病気を知っていますか？　小学生では約5％の子どもがぜんそくですので、子どもではありふれた病気の1つです。昼間は元気にしていても、明け方に息苦しくなったり、普段学校に問題なく通っていても、冬の耐寒マラソンで咳がでたりすることがあります。

1980年代までは、ぜんそく発作に負けない体を作るためというキャッチフレーズのもと鍛錬療法が強調された時代がありました。また、ぜんそく発作がいつまでたってもおさまらないのは心理的に問題があるのではという考えもありました。そのため、ぜんそくが重症な子どもは、ぜんそく発作で苦しみ、その上に精神的に弱いのではないかという周囲の声にますます苦しんだこともありました。ほんとうは人一倍がんばっているのに。

その後、ぜんそくの研究が進んで、よいぜんそくの予防薬が普及するにつれで、ぜんそくがよくコントロールされるようになりました。コントロールされるようになってみれば、精神的にも安定することがわかりました。いつ発作がでるのだろうかという心配があれば、不安になるのは、むしろ当然です。心理的に不安をなくして、発作をなくすのではなく、発作が出なくなって呼吸機能が安定すれば精神的にも安定します。もちろん、重症な患者さんに対する治療は、病気の理解、薬の使い方、日常生活についての注意など総合的な治療になりますので、心理的な配慮もそのなかに入ります。

ぜんそくはこの50年くらいの時間でみれば増加しています。しかし、有効な予防薬がありますので、日常生活にたいする注意をふまえて、適切に治療すればぜんそくはコントロールできるようになりました。現在新聞などで小児科医不足がようやく取りあげられるようになりましたが、大人になった時、子ども時代をなつかしく思い出せるような医療の実現には、現場の日々の奮闘だけでは……とも感じています。

（２００６年9月）

秘密の花園

バーネット作『秘密の花園』についてお話をしたいと思います。というのは『The Secret Garden—秘密の花園』から子どもの医療や教育について、非常に多くの示唆に富んだ内容が読みとれるからです。１９０９年に出版された作品なので、もう１００年近くたっています。お話は、両親を失くした10歳の女の子メアリーがおじさんに引き取られるところから始まります。そのおじさんのヨークシャーのお屋敷に、家政婦さんに連れられて汽車で行きますが、窓から見たヨークシャーの風景は『嵐が丘』の1場面を彷彿とさせるような殺伐としたものでした。おじさんは、奥さんを事故でなくしてからは、奥さんとの想い出の庭、すなわち秘密の花園に鍵をかけてしまい、自分は旅に出ては思い出の中をさまよい、時々お屋敷に帰ってくるという生活を送っていました。

メアリーは、夜になると子どもの泣き声のような不気味な声を聞きますが、その声が誰かは物語の後になってわかります。マーサという女の子が女中としてメアリーのお世話をすることになりました。マーサの弟の野生児みたいな12歳の子がディッコンです。マーサとディッコン、それからディッコンの仲間の動物たちと自然の中で遊ぶことによって、インドでわがままいっぱいに育ったメアリーが心を開いていきます。おじさんが鍵をかけて隠したお庭、秘密の花園は10年間

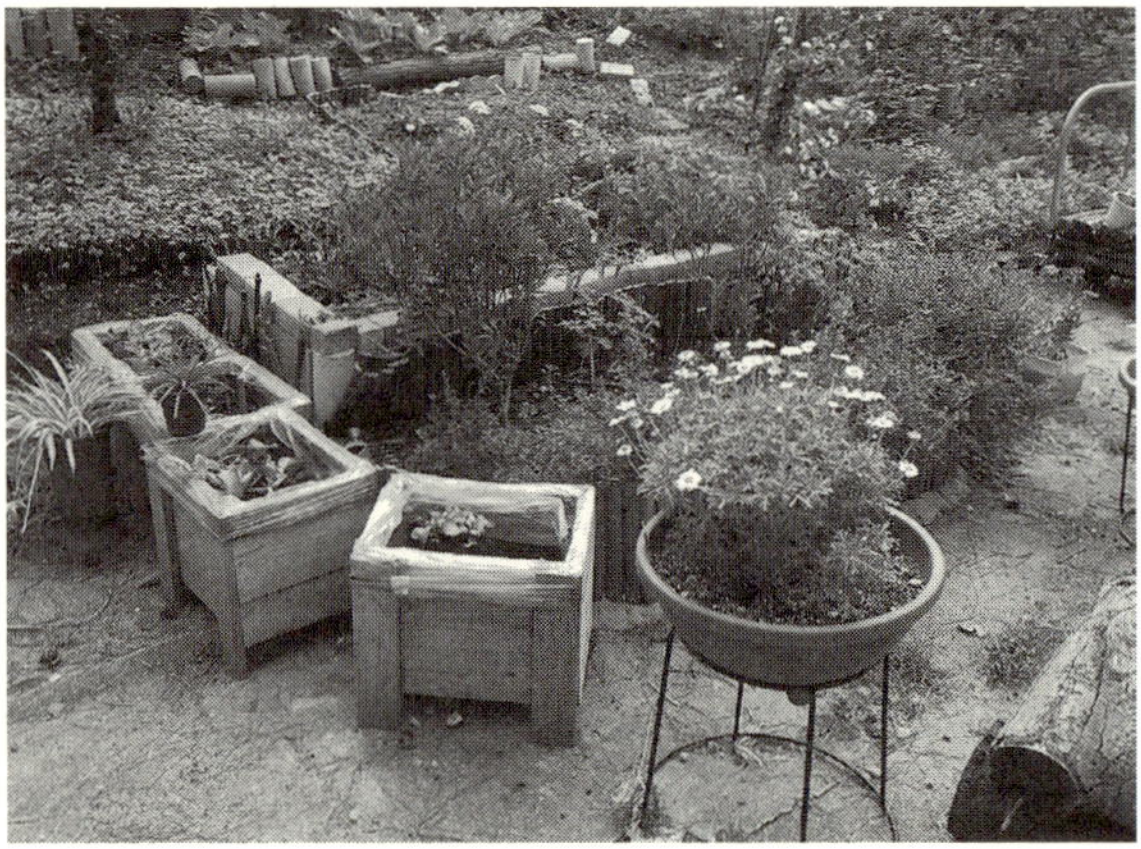

園芸療法の庭

閉まっていたのですが、メアリーが散歩しているときに、飛んできたコマドリに導かれるようにして、そのお庭の鍵を偶然に見つけてしまいました。そして、10年ぶりにそのお庭、秘密の花園の扉を開けて中に入ったのでした。園芸療法という治療方法がありますが、マーサやディッコンといっしょにそのお庭のお世話をしている中で、メアリーの気持ちもだんだんほぐれて癒されてきました。

ところで、そのお屋敷には病気だと思われて、ずっと自分の部屋にいたおじさんの一人息子、10歳の男の子コリンがいました。夜になると聞こえてきたのはコリンの泣き声だったのです。コリンのお医者さんは、「自分が病人だということを忘れないように」とか「すぐ疲れるから安静にしておきなさい」とか、そういうことばっかり指示していました。子どもたちは、コリンをそのお庭に連れ出して、いっしょに動物と遊び、自然と触れあったのですが、そのなかで、だんだんコリンの病気が癒されていきました。コリンの病気が癒されることと時を同じくして、コリンのおとうさんも奥さんを事故でなくした大きな喪失感から回復してきたのでした。

100年前のイギリスのお話ですが、現在の日本の子どもの医療にもあてはまるのかもしれません。子どもたちどうしの遊びと自然との触れあいこそが、ある種の病気を癒すということでしょう。また、子どもがいきいきとしていることと、大人の世界がどうだろうかということは関連しているはずです。作品の中での、子ども同士のいきいきとしたふれ合い、季節が巡り春のいぶきのなかで花が咲いていく、そのあたりの描写も非常にみごとだと思います。（2006年11月）

アレルギーはなぜ増えているのか

近代的な生活スタイルはアレルギーを増加させると言われています。このことについて、ミュンヘンの小児科医ニコライ先生はおもしろい論文を書いていています。その内容を紹介しますと、１９９０年のドイツ再統一により、旧西独地区と旧東独地区との比較研究が可能になったのですが、遺伝的に同一と考えられる2つの地区の40年以上の環境のちがいは、旧西独地区（ミュンヘン）のほうが旧東独地区（ライプチッヒ）よりも小児気管支喘息の有病率が高いという結果となってあらわれました。より近代的な生活スタイルがアレルギー疾患の有病率を高めたのであろうかという論文です。その生活スタイルの中の具体的には何かということですが、食事、住環境、大気汚染、心理的なストレス、感染症の変化など多くの因子が複雑に絡み合った結果と考えられていますが、現在アレルギー学のホットな話題になっています。

ニコライ先生は、１９９８年に来日し、私たちの学会に参加しましたが、学会のあと高野山に行き宿坊に泊まったと伝え聞きました。山歩きが好きで自然に親しんできたことが、環境の変化と病気に注目するということにつながったのでしょうか。このことは、翌年夏のブリュッセルでの学会の時に、ミュンヘンに立ち寄ってニコライ先生に再会した時にも感じました。ミュンヘンから南に車を走らせれば、すぐアルプス山麓の自然の中にとびこみますので。

またミュンヘンは児童文学に興味のある人ならよく知っている『モモ』や『はてしない物語』の作者ミヒャエル・エンデが育ったところです。エンデはなんと国語（ドイツ語）で落第点をとり公立学校で落第しました。悲しみのあまり一時は自殺も考えたエンデ

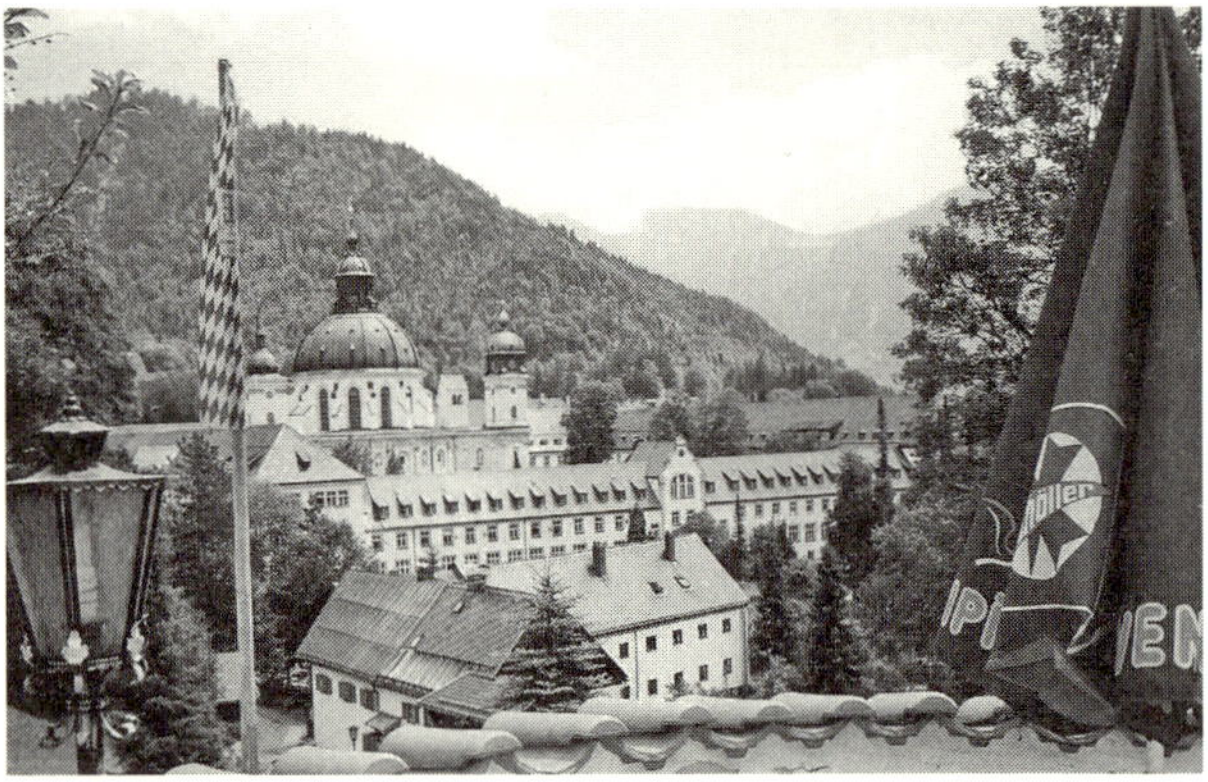

ドイツアルプス、エッタール修道院

は、そのあと両親のすすめでシュタイナー学園に転校し、そこでの自然の中での自由な教育がエンデを救いかつ育てたのでした。エンデの作品もまたバイエルンの自然の中で生まれたのだろうと思います。

環境——自然の征服ではなく環境——自然との共存をどう考えていけばよいでしょうか。今のままでは、気管支喘息患者は軽症化するがけっして減少することなく、むしろ近代的な生活スタイルとともに増加すると考えられています。この今日的な問題にとりくむ鍵は自然のなかに隠されているのでしょうか。児童文学の『秘密の花園』では、主人公の少女が隠されたお庭の鍵をコマドリに導かれて発見しました。世界大百科事典によると、コマドリ（ロビン）はイギリス人に愛されている鳥で、その赤い胸には煉獄にいる死者に水を運ぼうとして火炎にやかれたという伝説があり、また新年の魂を宿す鳥とされているそうです。コマドリのメッセージを感じ取るのには、子どもの感性が必要です。

（2007年1月）

子どもと遊び

子どもが遊んでいる姿をみると、なぜかほっとします。

柳田国男や山口昌男の本を読みますと、民俗学的には子どもがだんだん大人になるのではなくて、子どもは子どもという1つの独立したものであり、それをすっかり失って大人になるのだそうです。そして多くの社会で、子どもは神様のようなものと考えられていた。その意味は、子どもは神様との仲立ちができるということだと思います。ついこの間まで、生まれる前は神様のもとにいたので、神様のメッセージが少しはわかるのでしょう。

子どもは一見無意味なものをたくさんもっていて、その中でも遊びは重要です。子どもの遊びをさかのぼってみると、意味のないものではなく、神様をまつる場面での、いろんな神事の断片が子どもの遊びに残っている。神様が考えを普通の大人に伝えるいわば〝よりしろ〟が子どもであるから子どもは大切なものだ、というのが柳田国男の考えです。子どもの遊びが神事の断片を伝え、神事の断片は私たちの文化の古層にもともとは場所を得ていたのではないでしょうか。

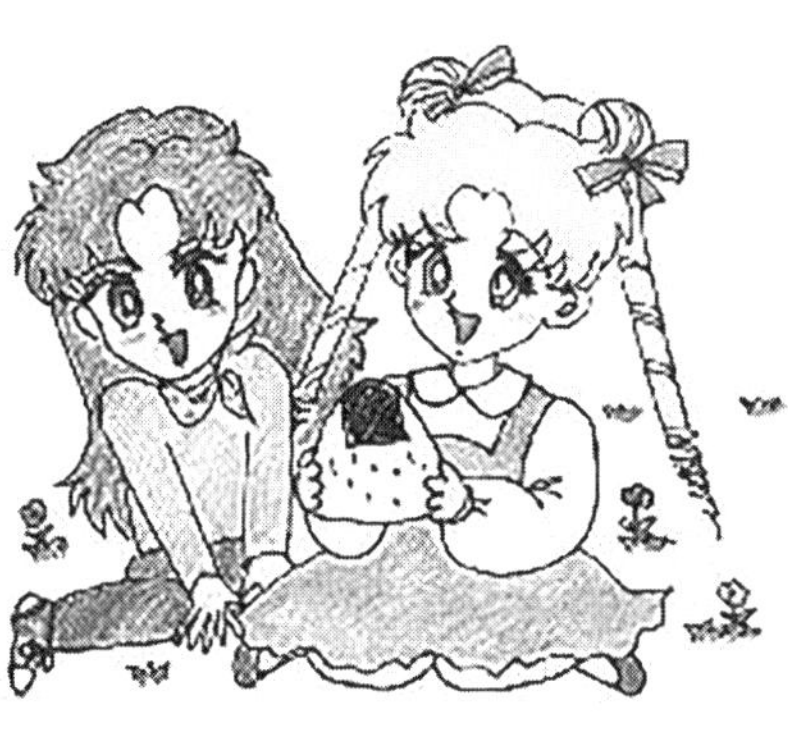

そうすると、もし科学・技術の発

達に伴って、無神論といいますか、神様などはいないということになると、遊びが神事の断片を伝えるということではなく、むだなもの、あえて意味を付けるとすれば大人になるための学習の一環のようなものになってしまいます。子どもは神様との仲立ちができるという大人が忘れてしまった存在理由を失い、発達途上の未熟なものとして、大人の全面的な保護下に大人の描く正しい子ども像を押しつけられる危険性があるというより、実際にそうなってきているようにも感じられます。

　そうなると大人にとっても、文化の再活性化にはたす子どもの役割を考えますと、ほんとうは困ったことになるはずです。神事、神話が文化の古層を伝えるならば、文化の古層を意識し交流することが文化の活性化につながるはずです。故（ふる）きを温（たず）ね新しきを知る。大人が子どもに安全で正しい遊びを教えるのではなく、子どもから子どもへと伝えられてきた遊びのなかに失われた時を求めながら、神様が残していったメッセージと言いますか、私たちの文化が活性化するための可能性を捜していきたいと思います。

（２００７年３月）

フランス語について

　２００７年、フランスの新しい大統領が決まり、ニュース番組でフランス語が流れていました。久しぶりに聞くフランス語だなと思いました。外国語と言えば英語という訳でもないのでしょうが、医学の世界でも、わが国でフランス語の論文が読まれることはほとんどなく、英語一辺倒になっています。そうなると、医学の領域にかぎらず海外での話題が英語を通して、英語圏の価値観のフィルターを通過して入ってくるのではないか。このことをグローバル化と呼ぶならば、1つの価値観をあまねく広めるなかで、少数派の価値観はどうなるのだろうという疑問を感じます。アレルギーとはほかの人と違っているが、それも1つのありかたで、人と違っていてもそれでよいということを医学的に明らかにしていく学問ではないだろうか。

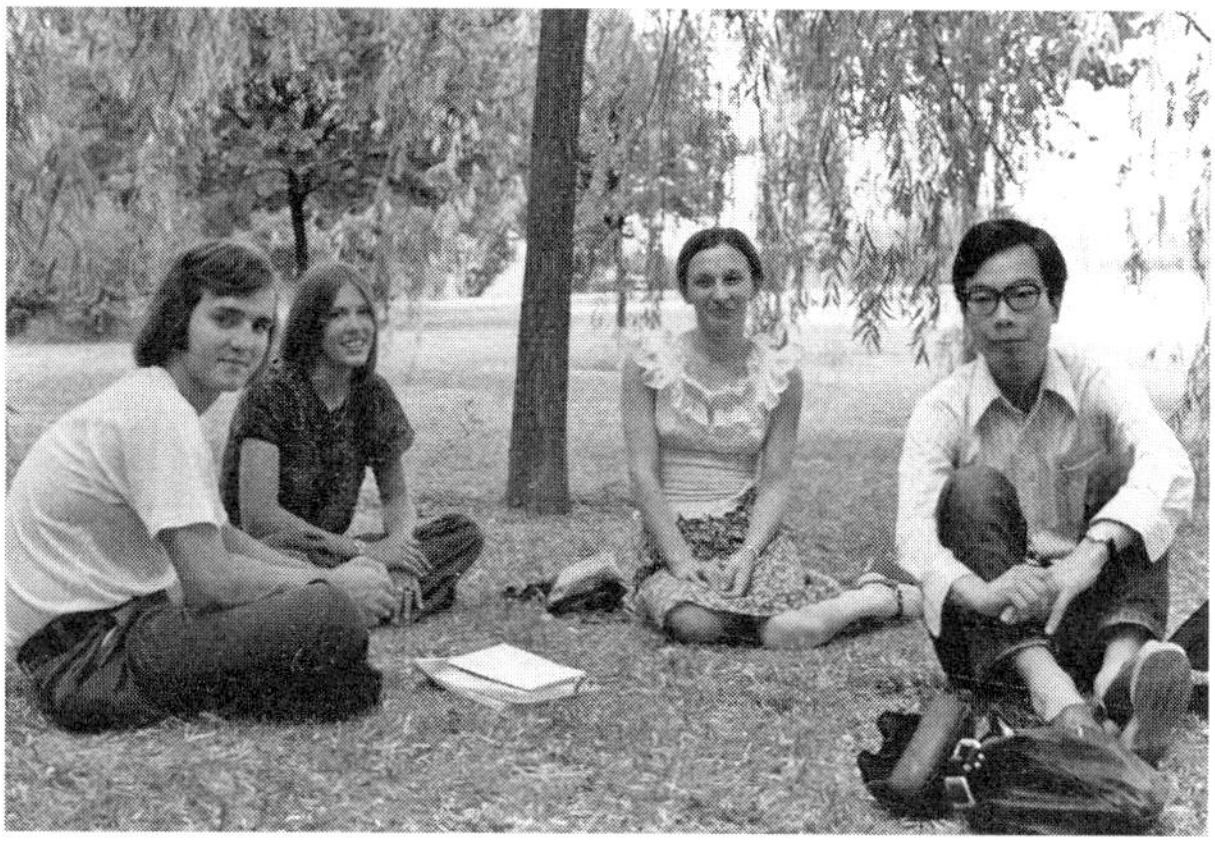

学生の時、夏休みにフランス、ディジョン大学のフランス語夏期講座に出席するために、福岡からエアーフランス機に乗り、北京経由でフランスに行ったことがあります。北京から乗り込んできた、初老の中国人紳士が、たどたどしい英語とは対照的に流ちょうなフランス語でスチュワーデスと話しているのに驚き、中国とフランスの関連性に興味を持ちました。帰国してから、岩波新書の何長工『フランス勤工倹学の回想』を読み、周恩来など中国共産党の中心人物の多くがフランス勤工倹学の学生であり、中国の指導者の一源流として留仏勤工倹学運動を理解することがきわめて重要であるのではないかと考えました。フランス語を通して別の角度から世界をみるきっかけになりました。関西日仏学院大阪文化センターで最初にフランス語を習った先生はドアン先生といって、ベトナム人でしたが、ドアン先生からみた世界はどうだったのだろうか。

写真は1975年夏、ディジョン大学のキャンパスで撮ったものです。いろんな国の学生がいて、その多様性をおもしろく思いました。滞在した学生寮の隣の部屋にはドイツ人の学生がいて、彼の車に便乗して遊びに行ったこともなつかしい思い出です。

外国語の学習が英語（米語）一辺倒になってしまうと、米英の〝眼〟で世界を見てしまう恐れがあるのではないでしょうか。音楽を勉強しているのでイタリア語を習っていますと聞くと、なんだかうれしくなってきます。効率優先の風潮にあっても、多少ユニークな人にも寛容である社会を夢見ていたいと思います。

（2007年5月）

そうじについて

喘息発作などのアレルギーの症状をおこす原因の1つとして、「ハウスダスト（家のほこり）」があります。喘息がある子どもで、ハウスダストを減らす努力をすると、喘息症状は改善するのでしょうか。ある研究の結果を紹介します。検査でハウスダストが陽性の3歳から7歳の喘息の子ども62名を対象に、寝具への掃除機かけなど、ハウスダストを減らす指導を行いました。1年後、寝具のダニアレルゲンを測定できたのは50人でした。その結果、1年後喘息症状が改善したのは23名、無変化だったのは24名、悪化は3名でした。喘息症状が改善した人では、寝具のダニアレルゲン量が少なかったし、寝具へ掃除機をかける回数が多いという結果でした。この結果から週1回以上寝具にも掃除機をかけることがすすめられます。

ところで、そうじといえば、小学校のおそうじ当番をはじめとして、わが国ではそうじをすることが美徳であると思われているのではないでしょうか。早朝に道路のゴミを自分の仕事ではないのに拾っている人をみると感激します。ところが以前、フランスや英国で暮らしていた時には、そうじが美徳であるような雰囲気は感じませんでした。そうじ＝美徳はわが国独自のものでしょうか。

渡辺照宏『お経の話』（岩波新書、1967年）に、仏陀の弟子のパンタカという兄弟の話がでています。優秀な兄のパンタカとは対照的に弟のパンタカは暗記が苦手で、簡単なお経の文句も覚えられず、すっかり落ち込んで泣いていました。そこで、仏陀が、修行僧たちの履き物の塵を払いながら、「私は塵を払う、私はよごれをきよめる」という2句だけを唱えるように指示されました。弟のパンタカは繰り返し愚直に塵を払い続け、そのうち、よごれをきよめることを機縁として、心のよごれ－むさぼり、怒り、愚かさ、の本質を愚直であるからこそ達観しました。

この話が日本に伝わり、そうじをすることは心のよごれをとることだということとなり、そうじ＝美徳となったのかもしれません。しかし、ハウスダストを完全に取りのぞくのはむずかしいので、精神論にならずに、ある程度のところでの妥協が現実的だとも思います。ついでながら、心のよごれをのぞくのもむずかしいので、少なくする努力とともに、心のよごれとも平和共存する知恵が望まれるでしょうか。

（2007年7月）

食べて走ると

まれな病気ですが、小麦などの特定の食物を食べたあとにランニングなどの運動すると、蕁麻疹《じんましん》や呼吸困難などのひどいアレルギーの症状をきたすことがあり、食物依存性運動誘発性アナフィラキシーと呼ばれています。学校で給食のパンを食べたあと、午後から体育でサッカーをしたら蕁麻疹が出たということもあり、今では学校関係者の間では徐々に知られるようになってきています。実際、ネットの検索エンジンで、〝食物依存性運動誘発性アナフィラキシー〟と入れると一般向けの多くの記事が出てきます。原因となる食物は小麦、エビなどの甲殻類が多く、アスピリン製剤の使用で誘発されやすくなります。原因となるものが1つでは大丈夫だが2つ重なるとアレルギーの症状が出るので、対策としては、小麦などの原因となる食物を食べたあと2～4時間は運動を控えるか、運動する前は、原因となる食物を避けた食事を取るということになります。

　このような病気があるとわかった最初のきっかけですが、昭和50年台のある日、皮膚科の外来にご飯を食べて運動しても何ともないが、パンを食べて運動すると蕁麻疹が出ると訴える患者さんが来られました。その病院に行く前に2軒の医療機関を受診したが、どちらも、そんなことは聞いたことがない、そんな病気はないと言われたそうです。まだ誰もしらない病気だから、そんなことは聞いたことがないということなのでしょう。このことを訴えられた皮膚科の先生は、そんなことは、今まで知られていなかっただけで、もしかしたらあるかもしれないのでいっしょに検討しましょうと答え、患者さんも全面的に協力しますということになりました。

　初めに、実際に病院の中でパンを食べその後運動しないと、その結果は何もなかった。次に、パンを食べずに運動しても何事もおこらなかった。そして、パンを食べて運動すると、医師の目の前で確かに蕁麻疹が出ました。このあと、この患者さんとこの皮膚科の先生の共同作業で、パンを食べて運動すると蕁麻疹がでるしくみについて詳細に検討され、英文で医学論文として報告されました。

（Kushimoto H, Aoki T.: Masked type I wheat allergy. Relation to exercise-induced anaphylaxis. Arch Dermatol. 1985 Mar; 121(3):355-60.)

　海外ではほかの医師も同様な検討を行っていたのですが、徐々に食物依存性運動誘発性アナフィラキシーという名前で知られるようになりました。20年以上も前にこのことを最初に報告した皮膚科の先生から直接聞いたことなのですが、古いことなので記憶があやふやなところもありますが、教科書に載っていないからそんな病気はないというのではなくて、今までわからなかっただけということかもしれない。とにかく患者さんの訴えは謙虚に聴くようにというその先生のことばが印象的でした。

（２００７年９月）

犬と暮らせば

私が子どもだった頃、昭和30年代、家の裏手には田んぼが広がっていたわが家には、いつも犬がいました。瞼を閉じれば、いまでもなつかしい愛犬リリーの姿が。楽しい時も悲しい時もいつもいっしょ、犬といっしょに育ったように思います。試みに、アニマルセラピーでネットを検索しますと、いかに動物によって人が癒されるか、いろんな実例がでてきます。ところが、この愛すべき動物の毛やふけに対して、アレルギーの症状をおこすことがあります。犬に対してアレルギーのある子どもが、犬のいる実家に行って、飼っている犬と接触すると眼が痒くなったり、鼻水がでたり、ゼイゼイいったりすることがあります。そうなると、犬を飼っている実家の祖父母は、お孫さんが犬アレルギーだと、たいへん困ったことになります。孫も犬もかわいいのですから。

私の知っているある家庭では、2人兄弟のうち、毎日のように喘息の発作をおこしていた兄が犬アレルギーだとわかりました。その家庭では犬を室内で飼っていましたので、診断した医師からは、できればその犬を人にもらってもらうように指導されました。ところが2人兄弟の弟のほうは、障がいがあって、学校に行けずに、自宅で療養していたのですが、その子が大の犬好きでした。犬を生きがいにして、毎日を過ごしていましたので、犬がいなくなったらとはとうてい考えられません。どうしたらいいでしょうか。そのお家では、とりあえず、2階を喘息の子どもの寝室にし、犬は2階にあげないようにして、住み分けるようにしました。そうすると、2階の犬の毛やふけがへったのでしょう、喘息の子どもの症状もおちついてきました。

免疫学者の多田富雄さんは、アレルギーが増加した原因としては、これまで共存してきた雑菌を抗生物質などで駆逐したことが関係しているのであろう、環境のバランスを崩したためにアレルギーの現象が起こってきたのではないかと説明しています。

生活環境は、微妙なバランスの上になりたっており、からだのなかでも、いろんな雑菌が生息して共存しています。極端な清潔志向で、環境のバランスを崩してしまうと、どこかで、環境からの復讐にあうのでしょうか。アレルギーの治療にしても、ホコリがいけないので、徹底して減らすように、毛のある動物は室内で飼わないようにと、あれがいけない、これがいけないと家庭医学書に書いていますが、そのことで逆に息が詰まりそうです。究極的な無塵室を作ってそこで生活という訳にはいかないでしょう。現在の環境を拒否して、人工的にアレルギーがおこらない環境というより、寛容で共存が可能な環境とはという発想での治療を志向したいものです。

（２００７年11月）

賢治の手帳

新しい年には新しい手帳を開いて、さて今年一年はと思うのですが、今回は手帳の話題です。

以前、家人と岩手の宮沢賢治記念館を訪問した時のことです。展示品を順番に見て歩いていたのですが、賢治の手帳、世に言う「雨ニモマケズ手帳」（複製）が置いてありました。

手帳は広げて展示してあったのですが、そのページは、

雨ニモマケズ

風ニモマケズ
雪ニモ夏ノ暑サニモマケヌ
丈夫ナカラダヲモチ

で始まる賢治の有名な詩の9ページ目でした。見開きの右のページは、メモ書きのような読みにくい字で、余白を大きくとっていましたが、

ホメラレモセズ
クニモサレズ
サウイフモノニ
ワタシハナリタイ

と読めました。その真横の、見開きの左のページの真ん中に大きくてていねいな文字で、

南無妙法蓮華経

と手帳のページの上から下までをいっぱいに使ってはっきり書かれていて、見たと同時に、あっそういうことだったのかと感動しました。雨ニモマケズ　は　ワタシハナリタイ　で終わらずに、真横の南無妙法蓮華経まで続いていたのでした。宮沢賢治が法華経を信仰していたことと、この手帳は闘病中に書いていた手帳ということから、雨ニモマケズは賢治の病床での祈りの言葉であるというふうに理解しました。

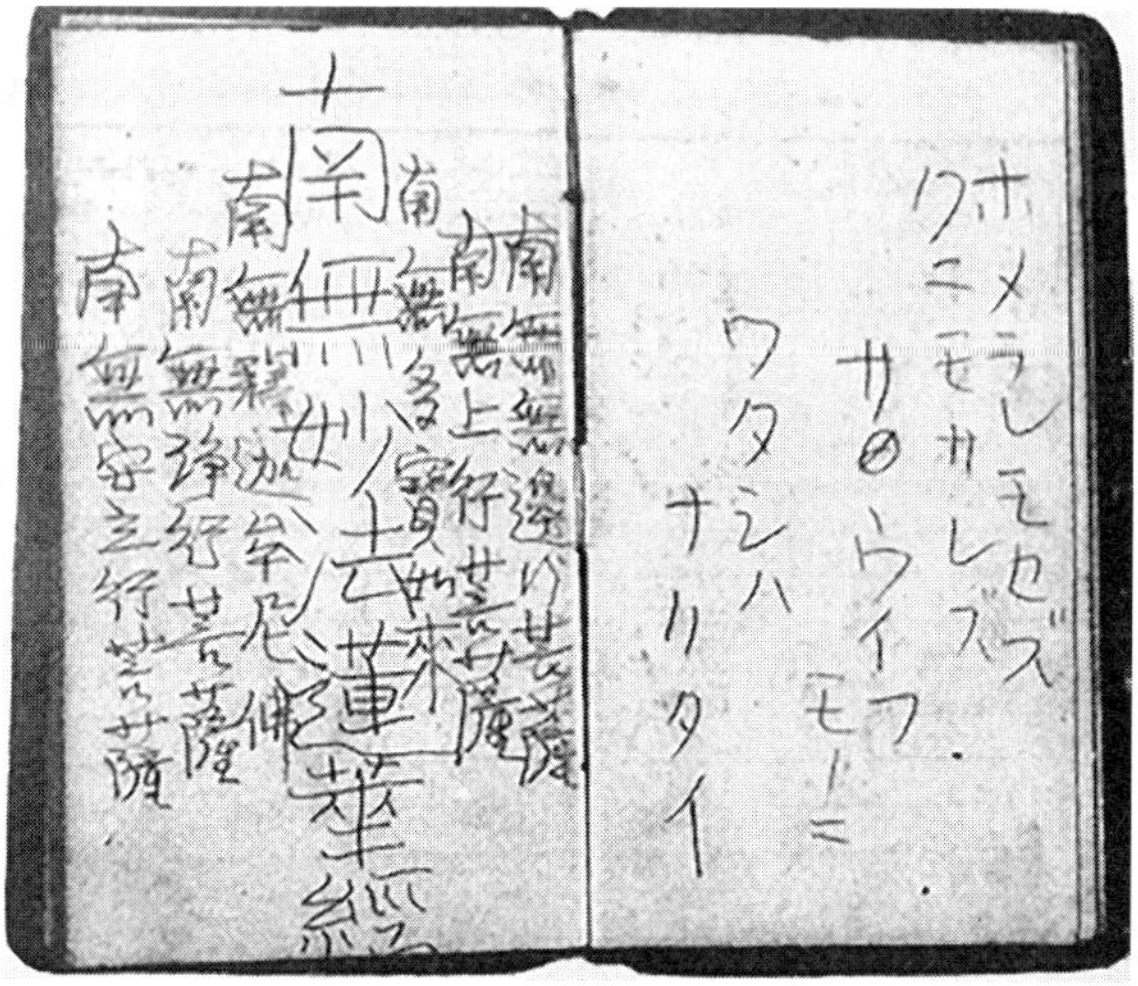

岩手旅行から帰ってから、岩波文庫の谷川徹三編『宮沢賢治詩集』をみますと、雨ニモマケズ　はワタシハナリタイ　で終わっていました。その後書店で見つけた中公新書　丹治昭義著『宗教詩人　宮澤賢治』では最初に写真のページがあり、雨ニモマケズ手帳の写真が出ています。写真のように、詩のホメラレモセズからワタシハナリタイと次ページの南無妙法蓮華経のページがちょうど見開きになっています。この新書の帯には、「賢治の信仰の原風景と世界観にせまる」と書かれていました。

詩の作品としては、岩波文庫の編集者は　南無妙法蓮華経　を省いて、ワタシハナリタイ　で終わらせたと思いますが、賢治の作品は賢治の信仰と切り離して読むことはできません。岩手でその手帳をみて帰ってから、賢治の童話集のうち、いくつかを読み直しましたが、それまで気付いていなかった賢治のメッセージを感じることができました。

ちなみに、この手帳は１９３１年の、賢治35歳の秋から翌年の春まで続いた闘病生活の手記として知られていますが、彼の死後発見されました。弟の清六氏が古いトランクを整理していた時に、トランクのポケットからでてきたものです。雨ニモマケズ　は約１６０ページある手帳の51～60ページにカタカナで書かれていますが、病床で書かれているので、読みにくい字なのです。

翻って、賢治の生きた環境とは変わって、現在、祈ること、祈りの気持ちは、生活のなかでどう捉えられているのでしょうか。ともすれば、遠ざけられているようにも思います。明確な証拠を求めようとする自然科学の方法は方法として、文学作品、芸術から感じる何と言いますか、感動のなかで、祈りとはなにであろうかと希求しています。

新年に新しい手帳を開きながら、
未来は、どのように開いていくにせよ、
２００８年がよい年でありますように！

（２００８年1月）

神谷先生

ずいぶんと以前のことになりますが、医学部に入学した年、1971年5月の連休に、香川県にある国立ハンセン病療養所の国立療養所大島青松園を、医学系サークルの人に誘われて訪問しました。1つの島全体が療養所となっていて、高松港から官用船に乗って、約20分で到着しました。園内は集落のようになってて、公会堂や郵便局もあるのですが、患者さんのお部屋も訪問しました。その夜は島に泊まって、大阪大学微生物病研究所教授の伊藤利根太郎先生と夜遅くまで語りあったことを、今でも覚えています。その時の記憶をたどると、軍人の父が巡洋艦利根に乗船中に生まれたので利根太郎と名付けられた伊藤先生がハンセン病を治療する医師になろうと思ったのは、少年の日に、神社の門前でハンセン病の患者さんをみて、姉にどのような病気か、治療法はといろいろたずねたら、ではあなたが医者になって治療するようにと言われたのが動機だそうです。伊藤先生の1つ1つの言葉には熱意があり、しっかり学問をしようという気持ちになりました。

ハンセン病はもともと微弱な伝染病で、その時すでに有効な治療法があったのですが、国の「らい」予防法による隔離政策は、制度としては廃止されていませんでした。阪大病院ではその頃、皮膚別館で実際には外来治療が行われていたのですが、公的には、1996年にようやく「らい」予防法の廃止に関する法律が施行され、一般の病院で健康保険を使って治療できる病気になりました。「らい」予防法の廃止が大きく遅れた歴史的経緯があるので、現在、大島青松園のホームページには、理念として、「私たちは、ハンセン病のために社会的偏見と差別、強制隔離に耐えてきた入所者の心情を理解するとともに、彼らが心身の健康を維持しつつ自らの尊厳と生き甲斐を持って人生が送れるように支援する。また、社会に対してハンセン病の啓発活動を行うことを使命とする」とあります。

その後、ハンセン病について調べている途中、ハンセン病治療に尽力した精神科医、神谷美恵子先生のご本に出会い、その頃偶然に新聞で案内を見つけた、大阪市内での講演会にも出席しました（1972年7月1日）。その講演会のあとで先生にサインしていただいたご本『人間をみつめて』（朝日新聞社　1971年）の中に「〝らい〟の人に」という自作の詩が載っています。

「〝らい〟の人に」（部分）

なぜ私たちでなくてあなたが？
あなたは代って下さったのだ
代って人としてあらゆるものを奪われ
地獄の責苦を悩みぬいて下さったのだ

ゆるして下さい、〝らい〟のひとよ
浅く、かろく、生の海の面に浮かびただよい
そこはかとなく　神だの霊魂だのと
きこえよいことばをあやつる私たちを

神谷先生は1934年、20歳の時に、オルガンの伴奏役として叔父に同伴し、ハンセン病療養所を訪問しました。この時、自分の生涯の目的、医師となり、ハンセン病患者の治療にあたることを自覚しました。

また、先生は語学に通じていて、神谷先生の著作のどの本か忘れましたが、船を待っている時にプラトンの『国家』を読んでいて、その中のエルの物語にすっかり夢中になった。気がついたら、行き先が別のまちがった船にのっていたというエピソードが載っていました。エルの物語の内容は書かれていなかったので、どんな話なのだろうかと気になっていましたが、後日岩波からプラトン全集が刊行されると聞き、すぐ全巻予約しました。全集第11巻の『国家』を藤沢先生の訳で読み進むにつれ、その内容にすっかり感服し、うれしくなったことを覚えています。人生とはなにか、人

生をいかに生きるかということについて、富や名誉のためでなく、知らないことを知る喜びのために生きるのだ。というふうに『国家』を読み、その時は20歳台でしたが、ひそかに自分の人生の目標としました。

エルの物語は『国家』の最後にでてきます。自分の人生は自分の生まれる前に魂が自分で選んだものだ。ただ生まれる前に放念（アメレース）の河の水を飲み、一切のことを忘れて誕生する。そのため選ぶ者に責任がある。神に責なし。

アイティアー・ヘロメヌウ。テオス・アナイティオス　X617E

（プラトン『国家　－正義について－』藤沢令夫訳　岩波書店、1976年）

（2008年3月）

湖の伝説

1970年代の後半、ある日江坂（大阪府吹田市）で河合隼雄さんが主催する勉強会があり、その日の講師は梅原猛さんで、画家・三橋節子さんの話でした。三橋節子さんの絵がスライドで次々と紹介される講演に、すっかり圧倒されて家路につきました。そしてその余韻がさめないうちに、詩人の藤永久子さんに電話をして三橋節子さんの絵の話をしたら、梅原さんは『湖の伝説－画家・三橋節子の愛と死』（新潮社、1977年）という本を出版されているのでお貸ししましょうと言ってくださり、本の借用を口実に、梅田の紀伊国屋書店の近くの喫茶店で藤永さんと会ってお話ししたように思います。

1939年に生まれた三橋節子さんは、1973年33歳の時に、右鎖骨腫瘍のため右腕切断手術を受けた後も、左手に絵筆を持ち替えて作品を描き続けました。2人の幼い子どもたちがいたのですが、残された時間は2年でした。

梅原猛は、三橋節子は学生時代から白の絵を好んでかいたが、1973年以降の節子の白は特別な意味を持つ。それは死の意味であると書いています。


1975年2月24日、大雪のあくる夜、おまえは集まった家族に、荒い息づかいの中、童女のような表情で、ありがとう、の言葉をひとりずつに残し、雪の鴨川の流れを背に、汗びっしょりのまま、息絶えた。（夫　鈴木靖将）

三橋節子さんの絵に出会ってから、絵にはメッセージがあるので、メッセージを意識して絵を見る（読む）ようにしようと思いました。

それから月日が経ち、自分の年齢が知命を越えてから滋賀県大津市の長等公園にある三橋節子美術館を訪れる機会がありました。長等は三橋さんが結婚して新居をかまえたところで、湖がみえますし、三井寺も近くにあります。山歩きが好きであった三橋さんの作品の多くには草花、とくに雑草が日本画の手法でていねいに書き込まれていたことを再発見し、新鮮な感動を覚えました。絵は原画をみるべきです。1つ1つの草花に宿っているいのちを感じるために。

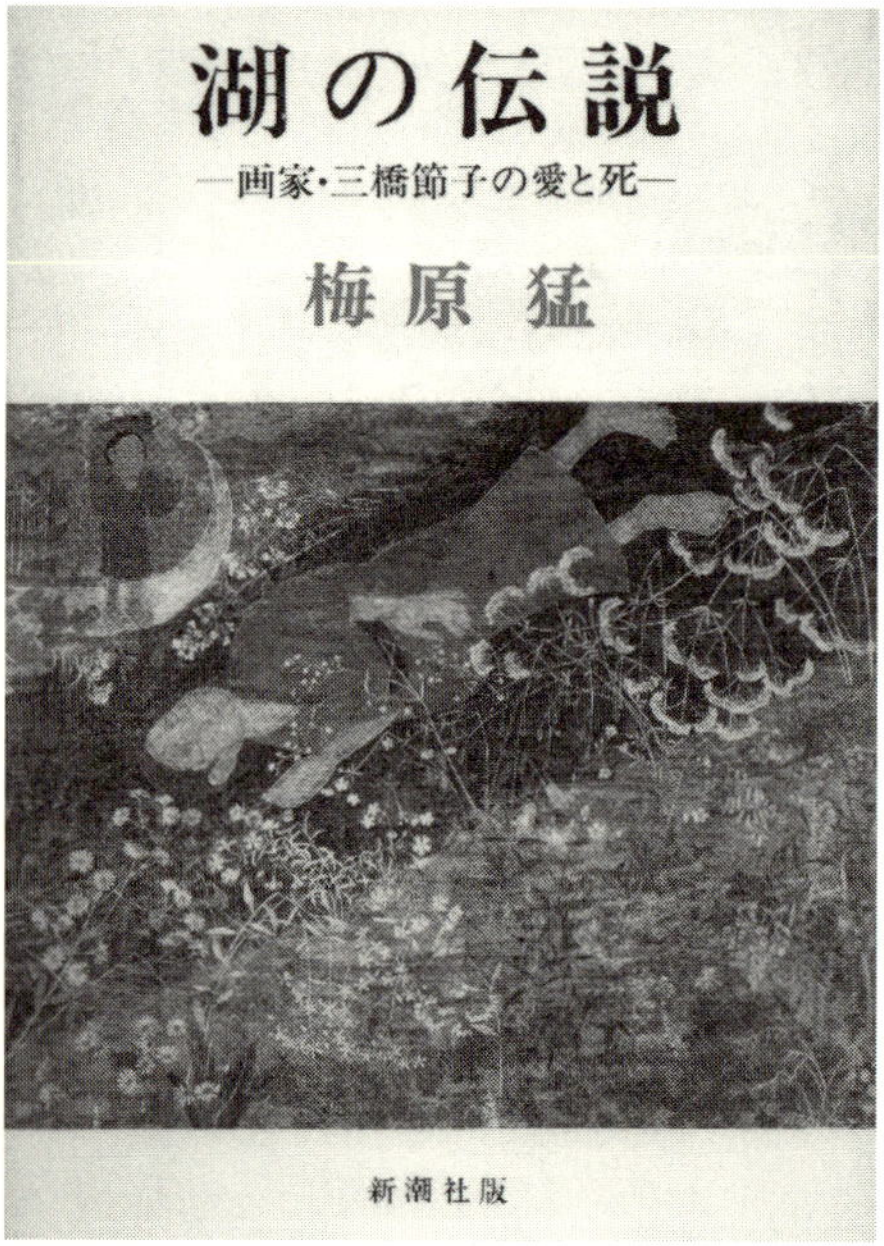
湖の伝説
―画家・三橋節子の愛と死―
梅原猛
新潮社版

（2008年5月）

三年寝太郎

岩波書店に『図書』という月刊誌があります。1998年7月から河合隼雄さんの「未来への記憶 ―自伝の試み―」の連載が始まり、毎号届くのを楽しみにして読んでいました。岩波の編集者の大塚信一さんを聞き手にどんどん話されたそうで、後日、2001年に岩波新書として出版されました。河合隼雄さんの講演を聴いた人なら、その語り口の絶妙さが想像できそうです。

その中でとくにおもしろいと思ったのが、河合隼雄さんが大学を1年休学したことです。京大数学科の学生だった河合さんが、劣等感を抱いて、「何をしていいのかわからないから、ともかく1年間休もうと思った。」のでした。父親の「ああ、休んだらええ」という言葉や、京大の自由な雰囲気と兄弟のサポート。1950年（昭和25年）頃の自由な時代ということもあったのでしょうか、心理学者河合隼雄はかくのごとく準備され、それには1年間が必要であったということで、とても示唆に富んでいます。ところが、最近世間ではニートという言葉があり、労働経済白書では、非労働力人口のうち、年齢15歳～34歳で、通学・家事もしていない者を、学籍はあるが、実際は学校に行っていない者も含めてニートとしていますが、なまけ者といった負のイメージも感じます。

休むことと社会的貢献ということについて、日本の民話に三年寝太郎というのがあります。ウィキペディアから引用しますと……

かんばつに苦しんでいた村で三年間眠り続けた寝太郎という男がいた。仕事を何もせずただひたすら寝続けていた寝太郎に周囲の者は怒っていたが、寝太郎がある日突然起き出して、山に上って巨石を動かし、その巨石が谷に転がってぶつかり続け、ついには川をせき止め、川の水が田畑に流れ込んで村が救われる。寝太郎は三年間ただ眠り続けていたのではなく、いかにして灌漑を成し遂げ、村を旱害から救うかということを考えていたのであった。

三年寝太郎には、いろんなバリエーションがあるのですが、休むべき時に休むことは、その後に豊かな人生が送れるかどうかということで、非常に重要であると思います。そして、病気になることは、場合によっては休むべき時を知らせるシグナルで、無視すべきものではないでしょう。しかしながら、現在の世相を推し量ってみると、なかなか寝太郎にとってはおちおち寝ていられない世の中になったようです。

（２００８年７月）

和をもって

この２００８年８月に北京でオリンピックがありましたが、日本選手へインタビューをして、よく返ってくる言葉の１つに「人の和が大切である」という言葉がありました。そこで、広辞苑で「和」を引いてみると、おだやかなこと、仲よくすること、あわせること、日本、日本風の意、例として「和服」「和訳」などとのっています。なるほど、なかよく力をあわせるとまさに日本という意味になるのだと、まずは納得です。

たしかに、聖徳太子の十七条憲法にも

一に曰く、和を以て貴しと爲す（以和爲貴）

とあり、古くから日本人によく親しまれている言葉だと思います。聖徳太子のオリジナルかどうかと思って、「論語」をみてみますと、ありました。

和を貴しと爲す（和貴爲）（学而第一、12）

とあり、また

君子は和して同ぜず、小人は同じて和せず（君子和而不同、小人同而不和）（子路第十三、23）ともあります。

論語では付和雷同をよしとせず、お互いの個性を尊重して認め合うことが君子における和ということだと読めます。

聖徳太子が十七条憲法のまさに最初の言葉として「和」という言葉を選んだのは、論語の和して同ぜずという意味を理解してのことだったのでしょうか。梅原猛さんは、聖徳太子は晩年孤立し、太子の死はほとんど自殺または心中の感があると指摘しています。そして、太子の死の21年後に太子一家は時の政府軍によって襲われ、法隆寺のある斑鳩の地ですべて斬殺されたのでした。

そうすると、聖徳太子は、あくまでも理想を曲げずに、孤立を恐れなかったがゆえに、付和雷同を強いる時の政府の主流派の政治的な力によって、死に追いやられたのでしょうか。そして太子の理解した「和」は、その後、和して同ぜずから、歴史の流れのなかで、人にあわせることがまずよしとされるように変質していったのではあるが、本当の意味は、自分の運命を予知した太子によって地下水脈のなかに隠されたのかもしれません。

（２００８年9月）

アメイジング・グレイス

ある日、外来通院している患者さんのお母さんが1枚のポスターを持ってこられました。手続きをして病院の廊下に掲示したそのポスターは、歌手の本田美奈子さんが歌っている写真が大きく載っている、骨髄バンクへの登録を呼びかけるものでした。38歳で白血病でなくなった本田美奈子さん、アイドル歌手というイメージが強かったのですが、後日、ふと思い立って、パソコンを立ちあげて、YouTubeで本田美奈子さんの名前を入れて検索してみますと、たくさんの歌が動画で登録されていました。早速、パソコンのスピーカーの音での鑑賞となりましたが、本田美奈子さんのアイドル歌手時代の曲、ミュージカル「ミス・サイゴン」のキムと聴いていき、すごくいいです、そして闘病中の病院、ア・カペラで歌ったアメイジング・グレイスの歌声には魂がゆさぶられるような感動をおぼえました。前に書いたポスターの本田美奈子さんが歌っている曲こそ、アメイジング・グレイスだと思います。もしも40歳を超えて活躍していたら、彼女はどんな歌を歌っていたのでしょうか。

ネットのフリー百科事典、ウィキペディアで調べるとアメイジング・グレイスAmazing Graceはジョン・ニュートンの作詞による賛美歌と書いていました。ジョン・ニュートンは、若き日には黒人奴隷を輸送する奴隷船の船長でした。ある日、船が嵐に巻き込まれ、今にも波に呑み込まれそうになったその時に、心の底からジョンが神に祈り続けると、いつの間にか船は嵐から抜け、奇跡的に助かりました。その後彼は船を降り、勉学を重ねて牧師となり、1765年にアメイジング・グレイスを作詞しました。この曲には、奴隷船の船長をしていたことに対する深い悔恨と、そ

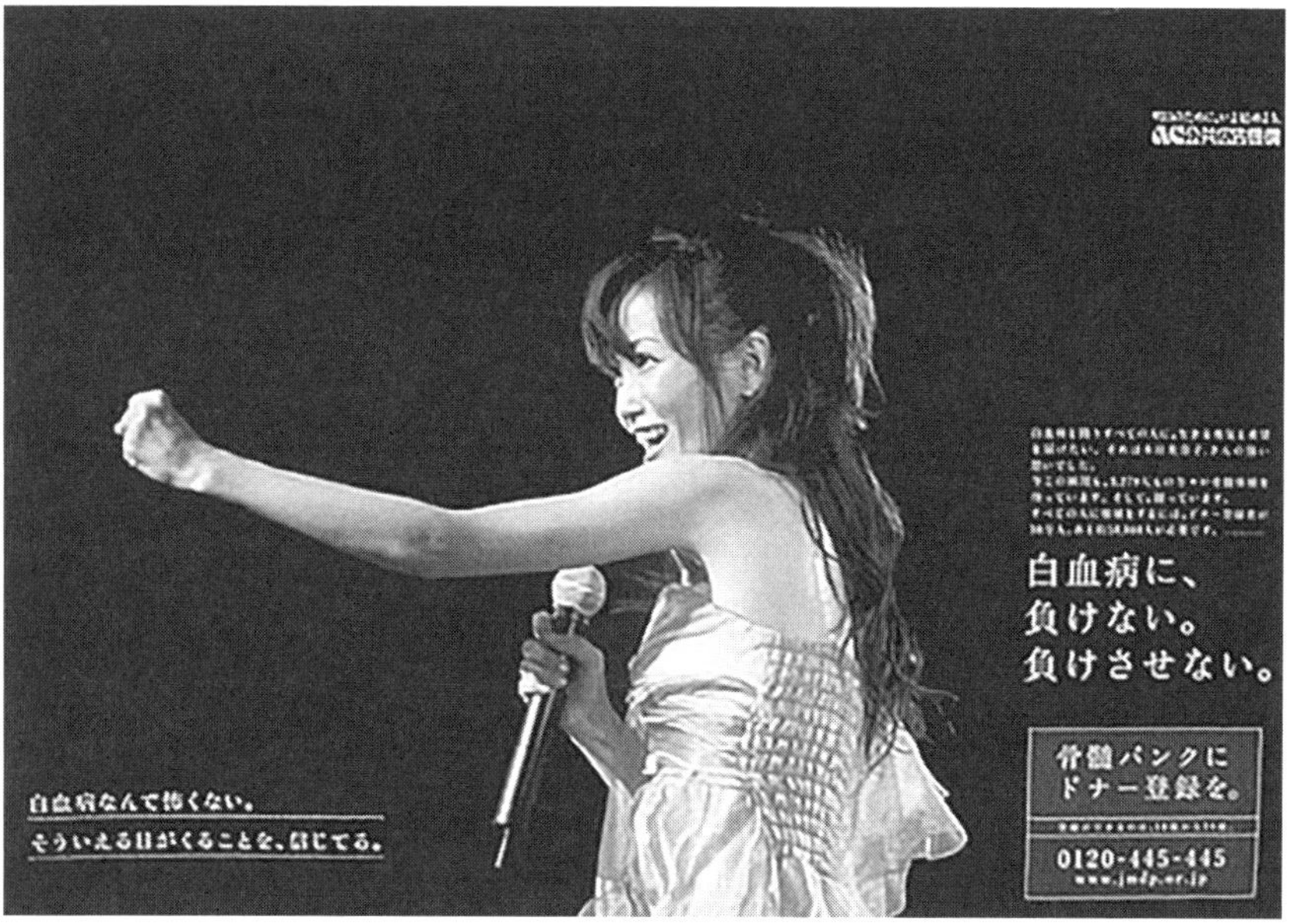
白血病に、
負けない。
負けさせない。
骨髄バンクに
ドナー登録を。
0120-445-445
白血病なんて怖くない。
そういえる日がくることを、信じてる。

れでも赦しを与えた神の愛に対する感謝が込められているといわれています。

この歌を聴きながら、おおよそ30年前のことを思い出していました。その頃私は大学病院で研修医をしていたのですが、3歳の女の子の受け持ちをしていました。その笑顔がとってもかわいい、少しおちゃめな女の子は悪性腫瘍でした。その当時、その病気には今と違って、まだ骨髄移植は行われていませんでした。完治が望めず、一日でも長く生きることができますようにという治療でした。それでも、毎日毎日病室を訪れているうちに、毎朝、その女の子が自分の来るのを心待ちにしてくれているように感じるようになりました。そんなある日、いつものように病室を訪れますと、その子は、一瞬思い詰めたような表情をして、すぐに思い切ったような表情に変わり、「ゆきこ、どいせんせいの、およめさんになるの」と言いました。若い女性の、といっても3歳なので若すぎるのですが、突然の愛の告白にすっかりとまどって、なんと返事をしたのか今では思い出せないのですが、その子の真剣なまなざしと、そばにいたお母さんの笑顔は、昨日のように覚えています。病状が一時的に持ち直していた頃のできごとでしたが、やがて病状が変わり、そして悲しい別れの日が来ました。

その後、小児科医として、何度も苦しい局面もあったのですが、なんとかこれまで約30年間仕事を続けてこれたのは、ゆきこちゃんがどこかで見守っていてくれたからという気がします。過労もあったのでしょうか、この8年間に病気で4回入院し、この世とこれでお別れかもと思った時もあったのですが、助かりました。病気と入院は休息しなさいという指示であったのかもしれません。生きているというより、何か人の知恵を超えた大きなものに生かされているという思いがします。生かされているということ、その感謝の気持ちをいつでも忘れないようにしたいと思っています。

（２００８年11月）

星の王子さま

２００８年のある日、新聞の外信欄をみていたら、第２次世界大戦当時にドイツ軍のパイロットをしていたある人が、「サン＝テグジュペリの偵察機を撃墜したのは実は自分だった」と証言したという記事が掲載されていました。フランスの作家、フランス軍飛行士のアントワーヌ・ド・サン＝テグジュペリ少佐は１９４４年７月31日朝、単座双発双胴のロッキードＰ－38ライトニング偵察機に乗り込み、コルシカ島からグルノーブル地区をめざして離陸しました。しかし、彼の作品『星の王子さま』の消え去り方に似ているのですが、地中海上で、レーダーから消えました。彼の運命はそのまま謎に包まれていたのでしたが、ドイツ軍によって撃墜されていたのでした。

この新聞記事を読みながら、私は、学生時代、英語の家庭教師をしていた頃を思い出していました。生徒は不登校の女子高校生でしたが、不登校になった事情はあまりたずねずに引き受けました。学校英語でなくてよいということや、自分が高校時代に英語で通読していたことから、英語訳でサン＝テグジュペリのThe Little Prince（星の王子さま）をいっしょに読むことにしました。私の生徒もこの作品が好きになり、作品の背景にも興味を示すようになりました。英語の先生（私）のほうも、フランス語版Le Petit Princeを辞書がわりにいつでも手元において、英語訳がわかりにくい時はフランス語版を参照して、フランス語ではどう書かれていて、どのような意味があるか、できるだけ作者その人の言葉を伝えようと努力しました。読みながら、友情について、孤独についてなど、不登校の高校生にとって、示唆に富むものがあったように記憶しています。

ああ、小さな王子よ、わたしは、そうやって、少しずつ、きみの憂愁に満ちた小さな世界を理解するようになったのだ。きみにはながいあいだ、心の慰めとしては、夕日の静けさしかなかったのだ。四日目の朝、きみがこう言ったとき、わたしは新しくこのことを知ったのだ。「ぼくは夕日がとても好きなんだ。さあ、夕日を見にいこうよ……」

『星の王子さま』

毎週、英語の家庭教師を続けていたのですが、ある日、雑談のなかで、その頃私がたまたま読んでいた高史明さんの本『生きることの意味　ある少年のおいたち』（筑摩書房）についての話題が出たので、何気なしにその本を私の生徒に貸して帰りました。そしたら、彼女だけでなく、彼女のお父さんもその本を読んですっかり感動したと聞きました。そしてちょうどその時に、彼女のおうちに電話がかかってきたのですが、その電話は、すっかり連絡が途だえていた彼女のお父さんの故郷韓国の親戚からでした。そして、お父さんは、かくも長い不在、しかし1日も忘れたことのない故郷韓国を訪問することになったということを、彼女は私にうれしそうに話してくれました。その話を聞いてはじめて、彼女の父が現在の韓国出身だということを知りました。そして、日本での血の滲むようなたいへんな苦労も。

本を読んだ人の思いが伝わったかのように、相手から電話がかかってきた偶然にふしぎな思いをしました。すぐれた文学作品には言葉に力があり、その言葉の力というものを信じていたいと思います。

（2009年1月）

音楽と社会

2009年1月1日に自宅で、NHKテレビの中継でウイーン・フィルのニューイヤーコンサートを聴いていたのですが、コンサートの途中でこの年の指揮者のバレンボイムが英語でスピーチをしました。なにげなしに聞いていましたが、「2009年が世界平和の年になるように、中東で人間の正義が行われるように、私たちは期待します」との言葉が、非常に印象に残りました。イスラエルによるガザ侵攻がまさに行われている中での発言だったからです。

後日、西梅田にでる機会があり、ジュンク堂書店で、バレンボイム／サイード『音楽と社会』（みすず書房、2004年）を購入しました。この本の中でワイマールでのワークショップが紹介されていました。1999年にワイマールにアラブ人とイスラエル人の音楽家を集めて1つのオーケストラを作ろうとする試みがありました。その年はゲーテ生誕250年にあたり、ゲーテがイスラムへの熱意をもとにすばらしい詩集『西東詩集』（West-östlicher Divan）をつくった精神にならって企画されました。ゲーテがアラビア語を習っていたことを知っていますでしょうか。したがって、オーケストラの名前はウェスト＝イースタン・ディヴァン管弦楽団といいます。指揮者はバレンボイムで、当時の参加者のほとんどは18歳から25歳の間でした。最初は他者への無知が横行していたにもかかわらず、音楽への共通の体験を通じて、10日目には、全員でベートーベンの交響曲第7番を演奏するようになったのでした。

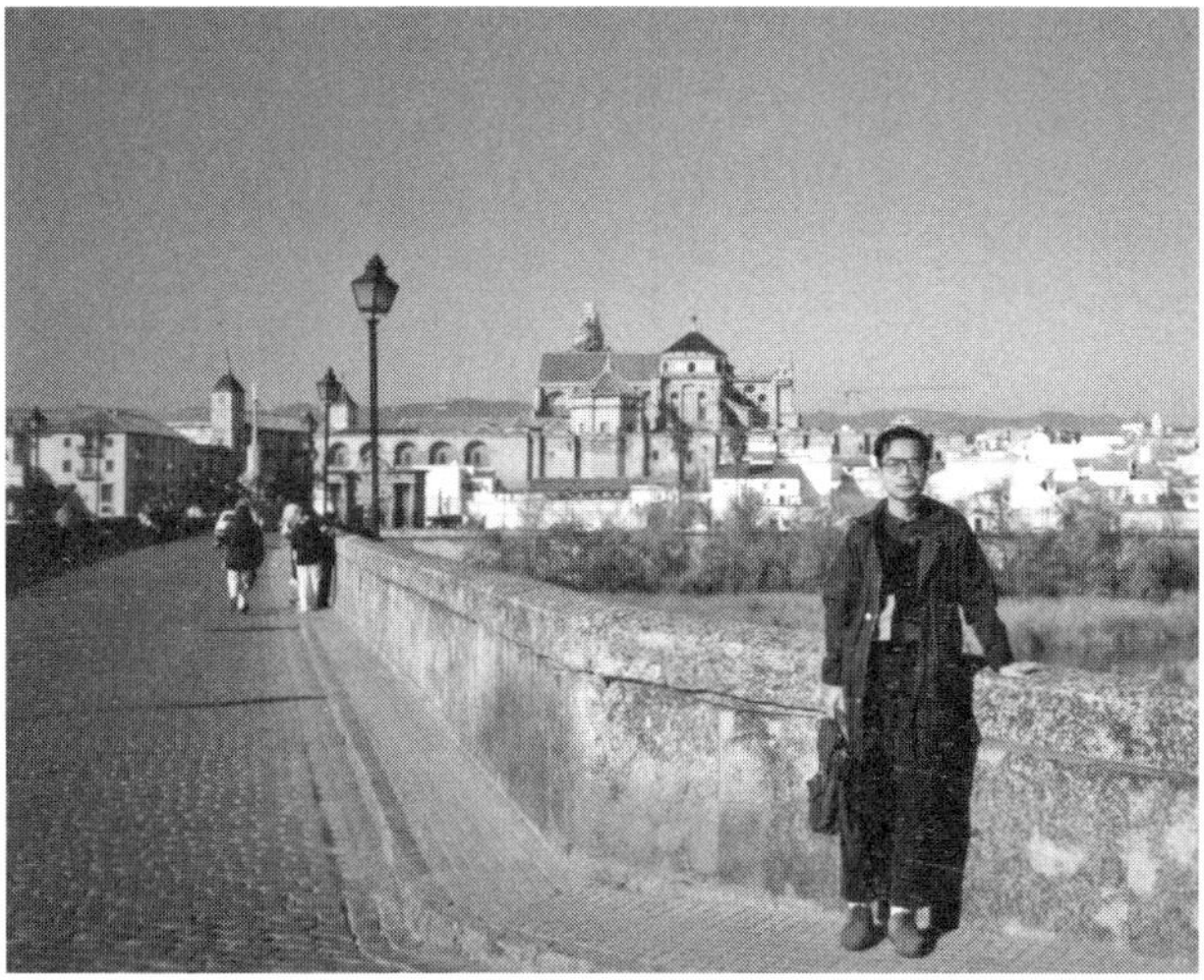

スペインのコルドバ　背景はメスキータ

ゲーテではないのですが、私たちも他者への理解、とくにアラブ人に対する理解が必要なように思います。医学におけるアラビア文化の影響については、フンケ『アラビア文化の遺産』（みすず書房）にくわしく書かれています。この本によると、10世紀のバグダッドでは、病気になったとき、その医療費、入院費は無料で、退院にさいしては、衣服と一ヵ月分の食費まで支給された。その後、14世紀のパリの医学部は、世界で最小の蔵書をもっていて、それはたった一冊からなっていた。そしてこの書物は、ひとりのアラブ人の偉大な医師、アッ＝ラーズィーの著作であった。このヨーロッパ医学に対するアラブ人の直接的影響は19世紀頃まで及んだそうです。巻末のアラビア語からの借用語（ドイツ語として）一覧をみますと、Alkohol アルコホール（アルコール）、Gaze（ガーゼ）、Gips（ギブス）、Zucker（砂糖）などがのっています。

医学研究においては、国や文化を超えて協力がおこなわれています。それは人間の基本的な生存を保証することに関するものだとすれば、人間の生きる喜びに関する芸術については、国や文化を超えた共同作業が可能かどうか。そしてそのことと社会との関係について、バレンボイムに注目したいと思いました。

（2009年3月）

土地と人

「土地と人」とは大阪府立高津高校地理歴史研究部（地歴部）の機関誌の名前です。高校時代は地歴部に属していて、高校1年生の夏に宮崎県椎葉村に行きました。椎葉村は宮崎県の内陸部にあり、平家の落人が隠れ住んだ地とされています。焼き畑農業を見せていただいたのが非常に印象に残りました。写真は1967年8月6日に椎葉村臼杵俣で私が撮影したもので、まさに土地と人です。このあと、ここにソバの種を蒔きます。現在はもうみられなくなっているだろうかと思いながらも、ネットで椎葉村ホームページの伝承文化のところをみてみますと、現在、椎葉秀行さんただひとりが、日本で焼き畑を伝承しておられることがわかりました。

さて、その年に地歴部の大先輩の難波のご自宅に、部員の1人としておじゃましました。大先輩というのは、その後国立民族学博物館教授になられた杉本尚次先生で、当時、長年のお仕事をまとめられて、博士論文の体裁に整えられていました。私たちは、その『日本民家の研究　－その地理学的考察－』（ミネルヴァ書房、1969年）の論文に添える民家の写真をアルバムにはる仕事をお手伝いしました。

最初は何気なく軽い気持ちで作業をしていたのですが、だんだんこれはただごとではないと感じてきました。黒潮の流れに乗って、南太平洋から、沖縄を通って、日本民家の源流が伝わった。そのことを通じて日本文化の源流を研究できるのではないか。これこそが

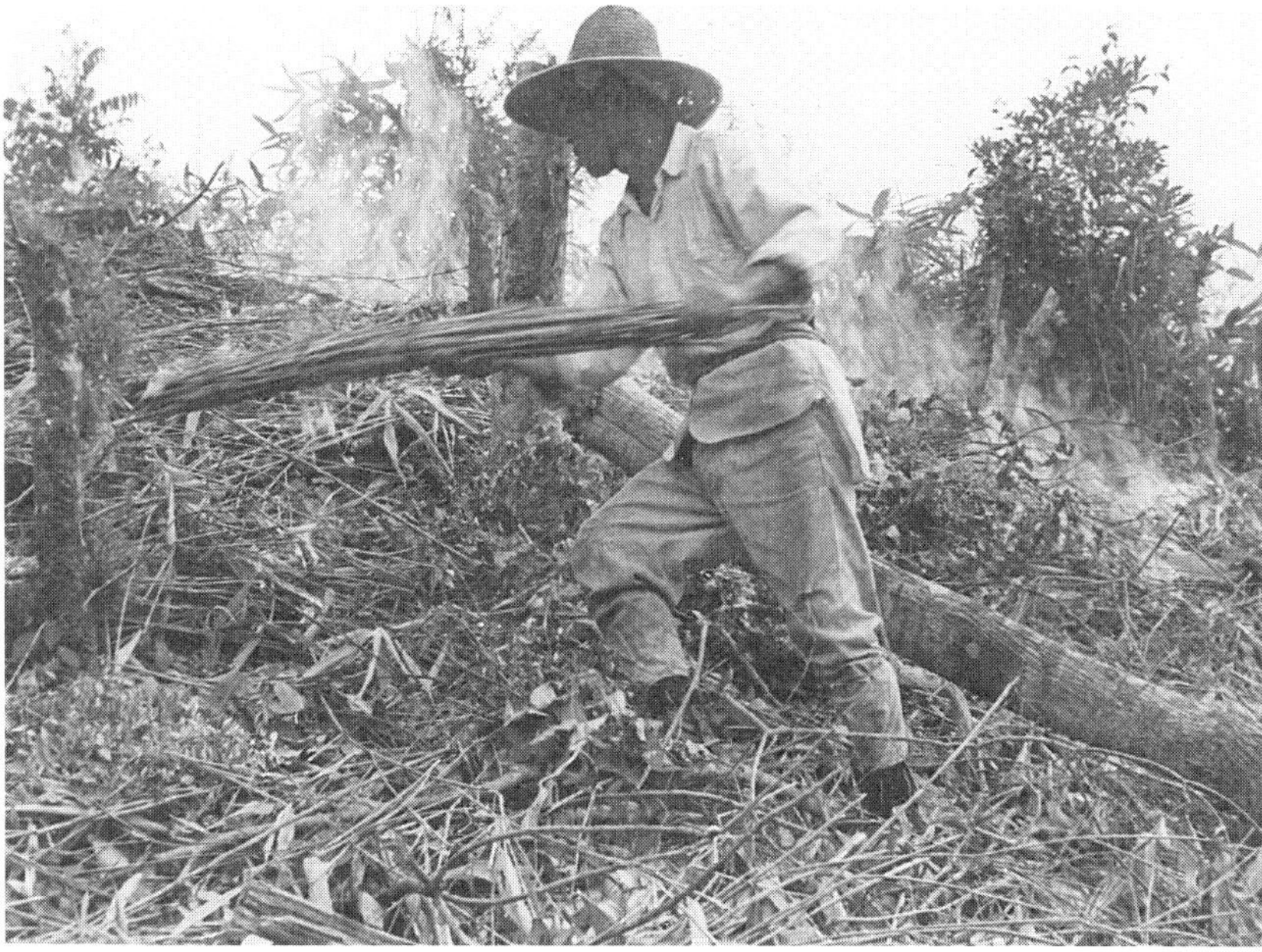

地歴部のテーマだ。お手伝いをしながら、杉本先生の学問にかける情熱のいくぶんかが乗り移ってきたような気持ちになってきました。今から思えば、学問の生産過程のあれやこれやの一部に、雑用ながらも参加したことになるのではないでしょうか。教育とは思うに、言葉の上での理念ではなく、知の生産の現場に参加し、学問にかける心意気といったものを伝えることと感じとることでしょう。その夜は、お手伝いした時に感じた充実した気持ちの何たるかを忘れないようにしようと思いながら帰宅しました。

地歴部ではクラブ活動のあとソフトボールをよく行っていました。年末にはクリスマスパーティーも。ある年のクリスマスパーティーのあと、残ったインスタントコーヒーをどうしようかということになって、3分の1ほどのこっているネスカフェの瓶に、みんなで茶目っ気を発揮して、のしを上まできっちり巻いた上にお歳暮と書いて、社会科教員室にうやうやしく届けにいって、そして、すぐ退散しました。何日かして、社会科教員室に行ったら、その後、今宮高校校長、大阪府高野連会長を歴任された、顧問の武岡輝行先生が、「さらと思ったら残りもんをもってきよったな」と、にこにこしながら言われました。その横から、教師と生徒はこういうつきあいが一番よろしいなという声が、五目並べをしていた別の社会科の先生から聞こえました。すでに校舎は建てかわっていますが、当時の地歴部と社会科教員室の雰囲気に今でもかぎりない愛着を持っています。

（２００９年5月）

妹の力

森鴎外の９つちがいの妹小金井喜美子は、『鴎外の思い出』という随筆を１９５６年に八木書店から出版していて、現在は岩波文庫に入っています。なかなか品のある文章です。その巻頭に載っているのが「くずもち」で、岩波文庫版で９ページの短い文章です。

あらすじは、兄（森鴎外）に散歩に誘われて、ついていくのですが、いつもの兄と様子が違って、話かけにくい感じでした。途中に美しい白い蓮が咲いていたのですが、立ち止まらずに長い土手を歩いていきました。私（小金井喜美子）は心細くなってきましたし、下駄の鼻緒が緩んできて歩きにくくなってきたのですが、我慢してとぼとぼとついていきました。しばらくすると、掛茶屋がみえ、「くずもちあり」とした小さな旗が出ていました。「休もう」と兄が言ったので、兄の後から茶屋に上がりました。茶屋のお婆さんが、脱いだ下駄をみて、直してくれることになり、うれしくて安心しました。やがて葛餅がきましたが、兄は食べずに「おれはいい。それもお食べ」とお茶を飲んでいます。しばらくして「そろそろ帰ろうか」という時に、「その葛餅をお土産にしたらどうでしょうか」と私が言うと、買い足してお土産にすることになりました。帰りは下駄も穿きやすくなり、兄も機嫌よくしゃべるようになったので、よい気持ちになりました。その夜は夕食後にみんなで葛餅を分けて食べました。祖母がお国の葛餅と違って黄粉がわるいねと言ったので、またお祖母様のお国自慢と皆笑いました。「何ならぬ品も静かな夜の語り草となったので、お土産に持って帰った私はにこにこ笑っておりました。」

この「くずもち」の最後の5行に、この話の背景が筆者自身の筆で書かれています。鴎外は早く大学を卒業し、まだ若いから何か勉強したいと思っていたのですが、経済上の都合でそうもいかず、陸軍省に勤めたらと人からすすめられていました。しかしながら、階級のやかましいところにどうだろうかと思案に余っていた頃の半日のことでしたと書かれています。就職をどうしたものかと迷っている若者の心情が、妹の目から非常によく描かれていると思います。妹は、兄にとくに助言をするのではないのですが、ただそばにいるだけで、兄の気持ちを支えているように思います。鴎外の理解は、妹の小金井喜美子抜きでは考えられないのではないでしょうか。

命ありて思ひいだすは父と母　わが背わが兄ことさらに兄　（小金井喜美子）

民俗学者の柳田国男に『妹の力』（ちくま文庫版　柳田国男全集Ⅱ　所収）というのがあり、巫女研究の名著とされています。柳田国男を読みますと、女性の人間関係のなかではたす役割の重要性について、いろいろ思いはめぐるのですが、どうでしょうか、巫女の霊力については、ことばにしないで、謎のままのほうがよさそうです。

（２００９年７月）

日本文学史序説

つい最近のことですが、２００９年8月24日から28日まで、朝日新聞の夕刊に「居酒屋のムッシュ　素顔の加藤周一」として晩年の加藤周一さんが紹介されていいました。評論家の加藤さん（１９１９～２００８）は、１９９０年4月25日から6年間50回にわたって、京都の居酒屋などで、会社員、主婦、年金生活者、豆腐店の主人など約20人といっしょに勉強会を続け、その内容は京都のかもがわ出版から『居酒屋の加藤周一』と題して出版されています。この記事を読みながら、さて自分にとって加藤さんから学んだことはなんだろうかと考えていました。

岩波新書の『羊の歌　－わが回想－』も知的な興味が尽きないのですが、一番印象に残っているのは『日本文学史序説』です。１９７０年台はじめに「朝日ジャーナル」誌上に連載されました。連載当時私は阪急石橋の阪大教養部に通っていましたので、発売当日に駅の売店で「朝日ジャーナル」を買って、通学の電車の中で読んでいました。加藤さんは１９４３（昭和18）年9月25日、東京帝国大学医学部を繰りあげ卒業し、東大附属病院佐々内科に副手として勤務しましたが、３時間の通勤時間中にラテン語を学習しています。私の場合、ラテン語の学習は続かず、教養部の西洋文学史の講義はきわめて退屈でしたが、自宅から大学まで往復3時間の通学電車の中での日本文学史序説は、知的な好奇心をすこぶる刺激するものでした。

日本文学史序説のみならず日本美術史についても加藤さんのものの見方はおもしろく、まさに目から鱗でした。『日本その心とかたち』（徳間書店　２００５年）は図版も豊富です。

ところで、日本において学者はいかにして学者になるかということを考えると、大学を卒業後大学院で学位（修士、博士）をとって、学会誌に載った論文を学問的業績として大学に職を求め、いつかは教授をめざすものだろうと思います。その過程の中で、学術論文を作成するために、朝から晩まで禁欲的に自分の専門領域の「学問」のみに没頭するとしたら、専門とする守備範囲については何でも知っているが、たこつぼの中では専門外のことはよくしらないし、ほかの学問領域との関連性についても暗いことになります。

加藤さんには、医師、フランス留学、文学、美術など複数のキーワードの設定が可能だと思います。おのおのの専門領域に別の専門領域の研究方法を導入するとどうなるか、専門領域を超えたほかの領域の人と議論ができるかどうか、ほかの国の人とコミュニケーションがとれるかどうかが重要で、それらを引き受ける覚悟が、ほんとうの意味での、いわば学に志すということでしょうか。

（２００９年９月）

小公女セイラ

テレビドラマ「小公女セイラ」が、２００９年10月17日からＴＢＳ系列のテレビで土曜夜に放送中です。セイラ役は志田未来さんです。このドラマの原作はフランシス・イライザ・ホジソン・バーネットのA Little Princessで、１９０５年に出版されました。舞台となっているのはロンドンの寄宿舎つきの学校です。小池滋『英国流立身出世と教育』（岩波新書　１９９２年）によると、19世紀の英国では各地で雨後の竹の子のように寄宿学校が誕生し、伝統の古い名門校に張り合おうとしたとのことです。その中には生徒を虐待する悪名高い寄宿学校もかなりあり、ディケンズも自分の小説に取り入れています。お金をだせばその分優遇され、お金がなくなれば籍がなくなるか、屋根裏部屋をあてがわれて女中奉公になるというのは、テレビドラマの世界だけではなかったようです。

わが国のかつての立身出世主義や、教育のなかにひそむ建前と本音については、明治時代に実は英国から多くを学んでいたのではないでしょうか。小池滋さんの『英国流立身出世と教育』は、当初、月刊雑誌『図書』（岩波書店）に1989年8月から1991年3月にかけて「身を立て名をあげ」というタイトルで連載されたものです。ところがこのタイトルが唱歌「仰げば尊し」のなかの1行だということを知っている人があまりにも少なく、この無粋な題名に変わりました。わが国ではほとんどの学校で卒業式に歌われなくなったのではあるが、今でも教育のなかには、唱歌「仰げば尊し」の「身を立て名をあげ、やよはげめよ」という基調低音が、手を替え品を替え流れているのではないかということが小池さんの考えです。

月刊雑誌『図書』の「身を立て名をあげ」の連載は1991年3月に終わったのですが、その年の6月から、私はロンドンに滞在していました。その時に当時のパソコン通信を使って、英国から日本に送った文章を紹介します。ロンドン大学宿舎の自室からロンドンのCompuserveを通じてアクセスしました。10月末から11月はじめのロンドンは、ハローウィンパーティー、ガイ・フォークスデイをすぎると、秋が深まるというよりつるべ落としに冬に入っていきます。

パディトン駅あたり（1991・10・27）

都の西北ではないですがロンドンの西北にパディトン駅があります。駅前にパディトンベアの銅像があるかどうか、いまいちど見てまわりましたが残念ながらありませんでした。この駅のすぐ東にペニシリンを見つけたフレミングがいたセントメアリー病院があります。駅のすぐ南にはLillian Penson Hallというロンドン大学の宿舎がありそこに住んでいます。

ここでは、いまハローウィンパーティーの真っ最中で、吸血鬼や魔女の格好をした仮装大会のあと、グランドフロアーではまだかなりの学生、研究者たちが踊り狂っています。もう午前1時をまわりました。2時になると時計を1時間遅らせて夏時間から冬時間にします。日本との時差は9時間になります。

ガイ・フォークスデイ（1991・11・5）

今日は、研究所の仲間と帰りにパブに行きました。

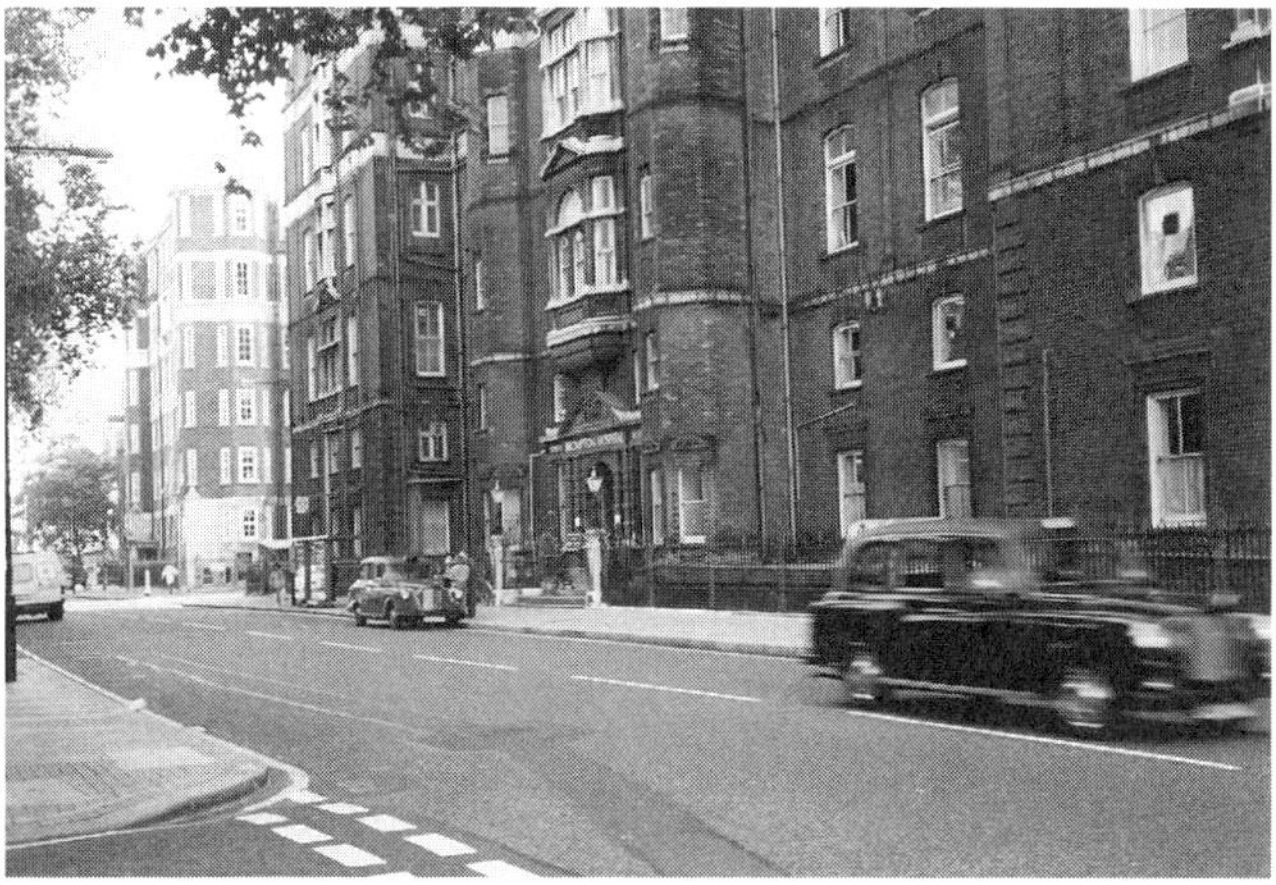

ロンドン　サウスケンジントンのブロンプトン病院。
ここに勤務先のNational Heart and Lung Institute があります。

全部で9人、うち女性が4人。パブはかなり混雑していました。それで、ギニスとかジントニックを飲みながら、今から花火を見に行こうかという相談です。今日はロンドンのあちこちの公園で花火が打ちあげられます。

なぜ11月に花火大会をするのだろうか？　夏だと9時でもまだ明るいので気分がでないからでしょうか。でもロンドンの11月はもうかなり寒い。ポテトチップスをつまみながら、こちらの女医さんのサラに聞いたところによると、熱狂的なカトリック信者であったガイ・フォークスがカトリックを弾圧する議会を爆破しようとしてはたせずに捕まったのがこの日で、17世紀のはじめだそうです。

それで、11月5日かそのまえの週末に、この議会爆破未遂事件にちなんで火薬といっても花火をうちあげて楽しむようになったそうです。ガイ・フォークスは火あぶりにされたという人と首吊りにされたという人がいて英国人の記憶もふたしかです。

（2009年11月）

サンタクロースの旅

１９９１年６月から、私はロンドンに滞在していました。その時に当時のパソコン通信を使って、英国から日本に送った文章を前回に引き続き紹介します。年末・年始のロンドンです。

師走のロンドン（１９９１・12・26）

12月20日（金）に私の勤めている研究所でクリスマスパーティーがありました。午後5時30分から、みんなでまずクリスマスキャロルを歌いました。O Come, All Ye Faithful など英国人なら誰でも知っているキャロルを 10曲。日本のテレビでよくやるようなクリスマスソングとは違っていました。つぎがディナーで、教授連中、たとえば Thoracic Medicine の Peter（Prof. Barns）らがエプロンをしてターキーを切ってくれました。デザートは英国式のクリスマスプディングで3ヵ月前から用意したそうです。そのあとはダンスパーティーで夜がふけていきました。

12月23日はまたもやＩＲＡの爆弾テロで地下鉄が大混乱。

（註：この当時、英国では北アイルランド紛争が続いており、ＩＲＡ＝アイルランド共和国軍といっても英国政府はテロ組織と判断していた。）

12月24日は駅で買った新聞 Evening Standard の GORBACHOV'S BITTER EXIT の大見出しを折り畳んでセントポール寺院のクリスマスキャロルに行ってきました。

（註：ソ連が崩壊し、ゴルバチョフ氏はソ連大統領を辞任した。）

12月25日は地下鉄、バス、みんなクリスマスでとまって、街はすっかり静かです。店も完全に閉まると聞いていましたが、散歩にいくと、アラブ人の店は開いていました。イスラームの世界は別なのでしょうね。

サンタクロースの旅（1992・1・13）

おくればせながら、あけましておめでとうございます。大晦日から元旦はウインブルドンの友人宅で過ごしました。友人はノルウエーの外交官で奥さんはギリシア人で女医さんです。子どもは6歳のエドワードと4歳のマリアです。ノルウエーからいとこも遊びにきていました。大晦日はギリシアの子どもたちにとって一年中でいちばんうれしい日です。どうしてかというと、サンタクロースが来てくれるからです。

ヨーロッパではサンタクロースはクリスマスとはかぎらないのです。ハンガリーの女医さんのアンジェラによると、ハンガリーではサンタクロースは聖ニコラウス（サンタクロース）のName Dayにちなんで、12月6日に来るそうです。ノルウエーではクリスマス・イブの夕方に来ます。日本では夜、子どもが寝ている間とすると、しかし時差があるので、日本、そしてノルウエーの順番でしょうか。そしてて大晦日はギリシアを訪れます。

夕食後、友人のいとこがいつのまにかいなくなりました。そして玄関をノックする音がして、子どもたちが出てみると、なんとほんとうのサンタクロースな

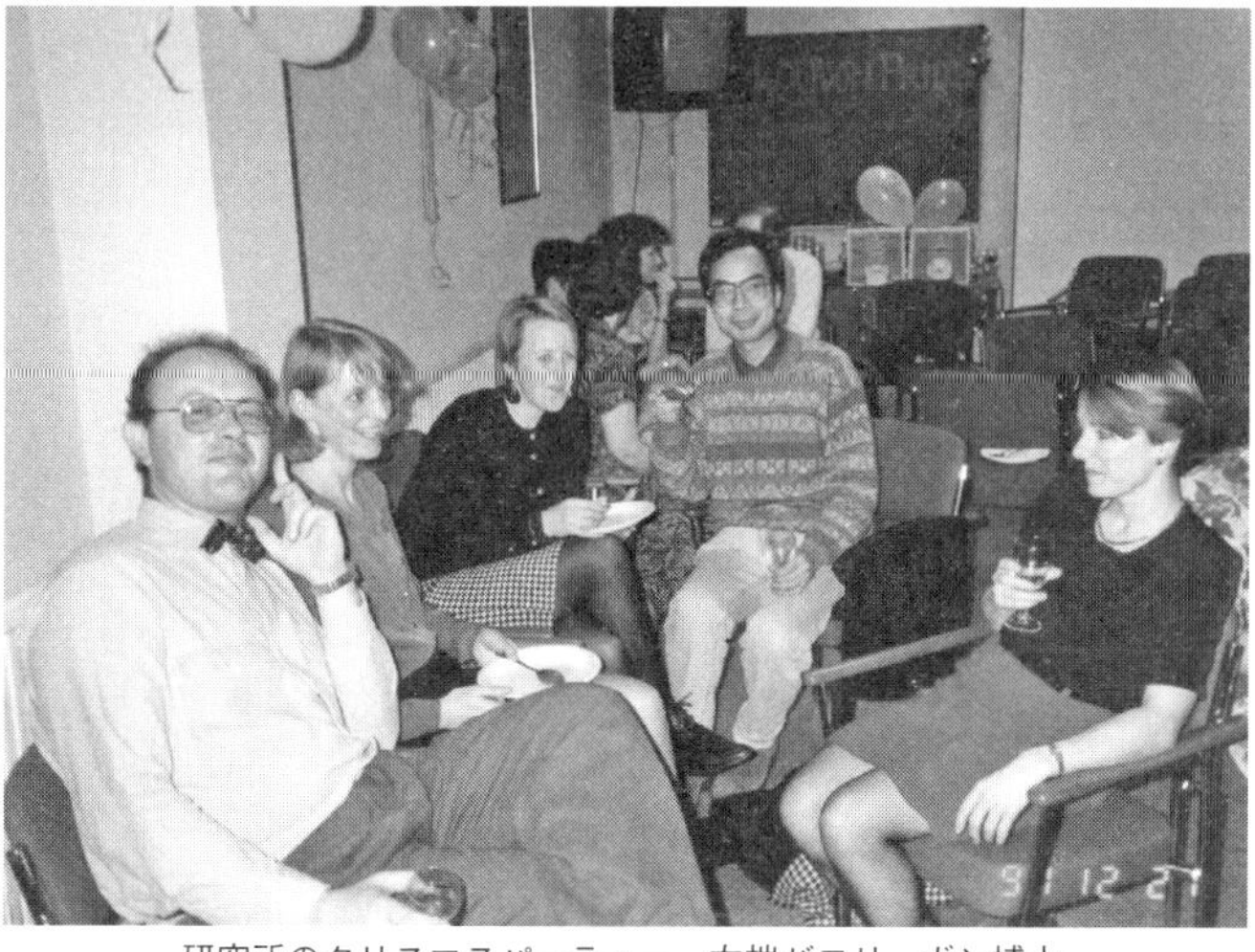

研究所のクリスマスパーティー　左端がコリーガン博士

のです。コスチュームは日本でもおなじみのものでした。煙突から入るのは英国式で、ノルウエー、ギリシアのおうちには玄関からやってきます。サンタクロースの故郷はフィンランドという説もありますが、ノルウエーの人たちは、サンタクロースの国はノルウエーだと固く信じています。

サンタクロースは英語も話せますが、子どもたちがノルウエー語も話せるとわかってサンタクロースの国の言葉を話すとサンタクロースも大喜びでした。サンタクロースは大人にもプレゼントを持ってきてくれました。私ももらいましたが、どうして日本の私がロンドンにいるとサンタクロースが知っていたのか、いまでもふしぎに思っています。

付記：サンタクロースのモデルである聖ニコラウスは、かつてミュラと呼ばれたギリシア人の町（現在のトルコのデレム）の司教でした。聖ニコラウスがサンタクロースになったいきさつについては、岩波新書の葛野浩昭『サンタクロースの大旅行』に詳しい。12月6日は聖ニコラウス祭、12月24日はクリスマス・イブ、12月31日は大晦日です。サンタクロースが来るのは、ハンガリーでは12月6日、英国、ノルウエー、日本では12月24日、ギリシアでは12月31日です。この本によると、聖ニコラウス祭、クリスマス・イブと大晦日は年の変わり目にあたるので、時間の流れに裂け目ができ、それゆえ、この世とあの世との境にも裂け目ができるとされます。そこで、この夜には死者の魂たちがこの世を荒らしにやってきて、闇の大空をかけ巡ると信じられました。この死者の魂たちの大群の先頭に立つのが、古代ゲルマンの神々の長であるヴォーダンです。ヴォーダンは北欧神話の神オーディンとしても有名です。そして、ヴォーダン（オーディン）たちといっしょに姿をあらわす聖ニコラウスも、年の変わり目にあの世から訪問する来訪神と考えられます。現在中部ヨーロッパのカトリック圏の村々で今も行われている聖ニコラウス祭では、聖ニコラウスが恐ろしい姿のお供を連れて子どものいる家をおとずれます。この季節が年の変わり目と考えられたのは、この季節が冬至にあたるからです。冬へと向かって太陽の力がしだいに弱まっていき、冬至をさかいに再び力を盛り返す。この太陽の死と再生をシンボルとして、ヨーロッパでは、古くから各地でさまざまな冬至祭が催されてきました。帝政時代のローマでは、太陽神ミトラを祭る冬至祭が12月25日に行われていました。イエス・キリストの誕生日が12月25日に定められたのは、ミトラの冬至祭を取り入れたからです。そして、サンタクロースの服が赤いのは、太陽の色を表しているということ。それと、聖ニコラウスがキリスト教の司教であり、司教服が赤いことも関係しているようです。司教服の赤は、自らの身体や命をなげうってでも信者たちの幸せにつくすべき司教の覚悟、すなわち彼が流す血の色を示すと言われています。

頼まれれば、何気なしに着ているサンタクロースの衣装ですが、なかなかの歴史があるようです。

（2010年1月）

木の都

大阪市天王寺区の夕陽丘、とくに愛染坂、口縄坂のあたりは私の好きな散策路です。夕陽丘という地名ですが、平安時代に、四天王寺付近の上町台地西斜面を利用して、海に沈む太陽を心のなかに思い浮かべ、浄土への往生を願うという日想観が流行し、そのことが夕陽丘という地名のルーツになったと言われています。歌人藤原家隆は1236年に日想観を行うためにこの地に移り住み、「ちぎりあれば難波の里にやどり来て波の入り日をおがみつるかな」の歌を詠みました。

作家の織田作之助は『木の都』の中で、口縄坂について、

むしろその坂を登り詰めた高台が夕陽丘とよば

れ、その界隈の町が夕陽丘であることの方に、淡い青春の想ひが傾いた。

（中略）ただ口縄坂の中腹に夕陽丘女学校があることに、年少多感の胸をひそかに燃やしてゐたのである。夕暮わけもなく坂の上に佇《たたず》んでゐた私の顔が、坂を上つて来る制服のひとをみて、夕陽を浴びたやうにぱつと赤くなつたことも、今はなつかしい想ひ出である。その頃、私は高津宮跡にある中学校の生徒であつた。


と書いています。

そして、ときうつり、高津宮《たかつのみや》跡にある中学校は現在の府立高津《こうづ》高校ですが、織田作之助の後輩の私は、1967年から69年（昭和42～44年）まで天王寺区餌差町の高津高校に通っていました。高津の自由な校風が大好きでした。毎朝、近鉄鶴橋駅のホームで、環状線に乗り換える夕陽丘女学校あらため夕陽丘高校（夕陽）の女子生徒をよくみかけました。高津の私服のひとをみなれた目には、夕陽の制服のひとは清楚で美しいと思いました。

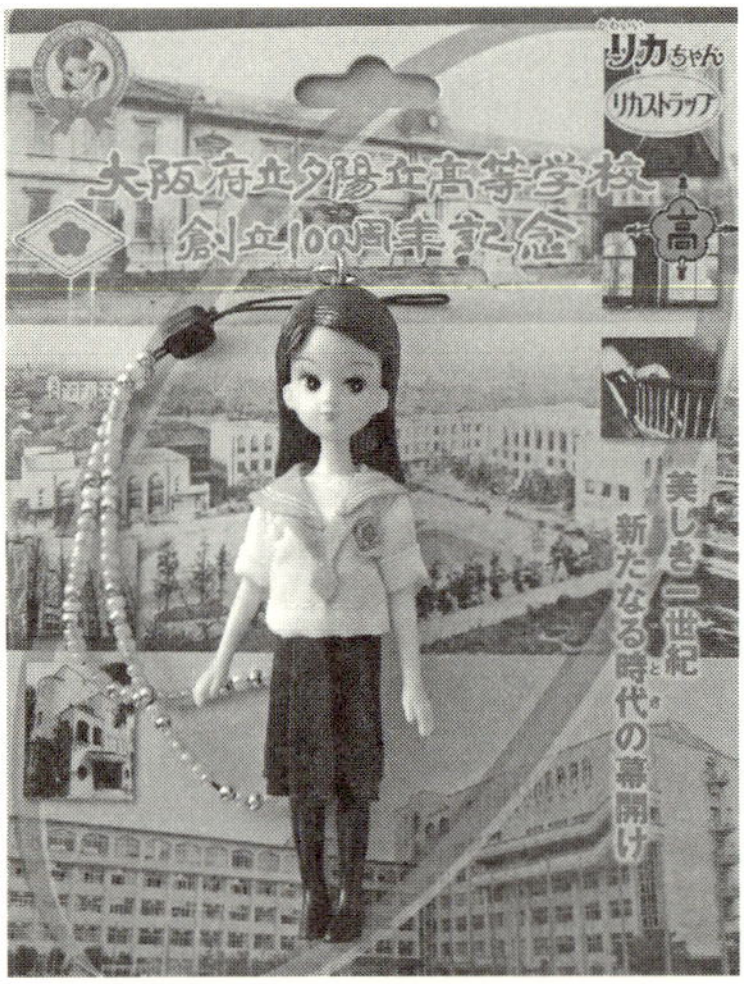

夕陽丘リカちゃん携帯ストラップ

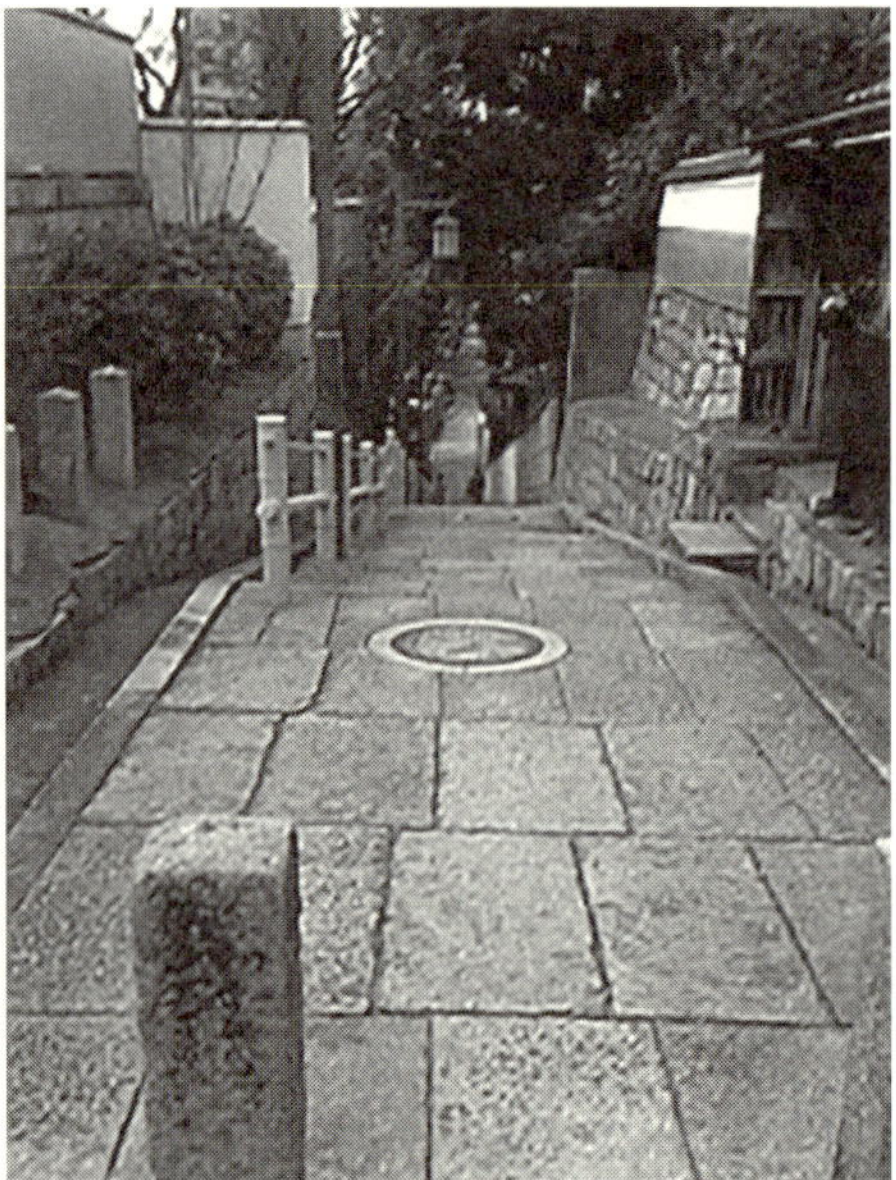
口縄坂、中腹に夕陽丘女学校があった。

そして、

ときうつり　人はかはれど
紫紺の大旗　とこしへに　（夕陽丘高校校歌より）

の夕陽丘高校は現在音楽科があり、音楽科の生徒は、２００９年の第63回全国学生音楽コンクールピアノ部門　高校の部　全国大会で第1位になるなど大活躍しています。２００６年の創立１００周年には、記念の「夕陽丘リカちゃん携帯ストラップ」が作られました。私の世代には、夕陽のセーラー服にあこがれて夕陽に行った女子生徒が多かったのですが、夕陽のOB、OGの青春のなつかしい想いが感じられます。

話題が、携帯ストラップになってしまったのですが、大阪の街は、今でも高層ビルなどいくつかのスポットからは、海に沈む美しい太陽が眺められる、世界の大都市を見渡しても比類のない、夕陽が美しい街だと思います。織田作之助が「木の都」で

試みに、千日前界隈の見晴らしの利く建物の上から、はるか東の方を、北より順に高津の高台、生玉の高台、夕陽丘の高台と見て行けば、何百年の昔からの静けさをしんと底にたたへた鬱蒼たる緑の色が、煙と埃に濁つた大気の中になほ失はれずにそこにあることがうなづかれよう。

と書いた大阪の街「木の都」は、美しい「夕陽の都」でもあって、そのことと作之助があこがれた夕陽の女学生のイメージが、青春の甘酸っぱい回想となっていつまでも重なり合うのでした。

（２０１０年3月）

Sky & Wind

先日、土曜日に日帰りで東京に出張してきました。新幹線の車中で文化人類学者、山口昌男さんの『学問の春〈知と遊び〉の10講義』（平凡社新書　2009年）を読みました。山口昌男さんの札幌大学での「文化学総論」（ホイジンガ『ホモ・ルーデンス』を読む）の講義録をもとにした本です。人間および文化の根源にある遊びの問題を扱っています。ヨーロッパの中世には「放浪教授・学生団」という知のスタイルがあり、先生がどこか別のところに移動したら、学生もいっしょに移動するということが紹介されていました。大学が固定した時間割・カリキュラムを学期の最初に全部決めてしまうというのは、近代のごく新しい大学のあり方であるとも書かれていました。大学を越えて、学ぶことに志す仲間のネットワークを作っていくことが、学ぶということの本当の姿に近いと思います。

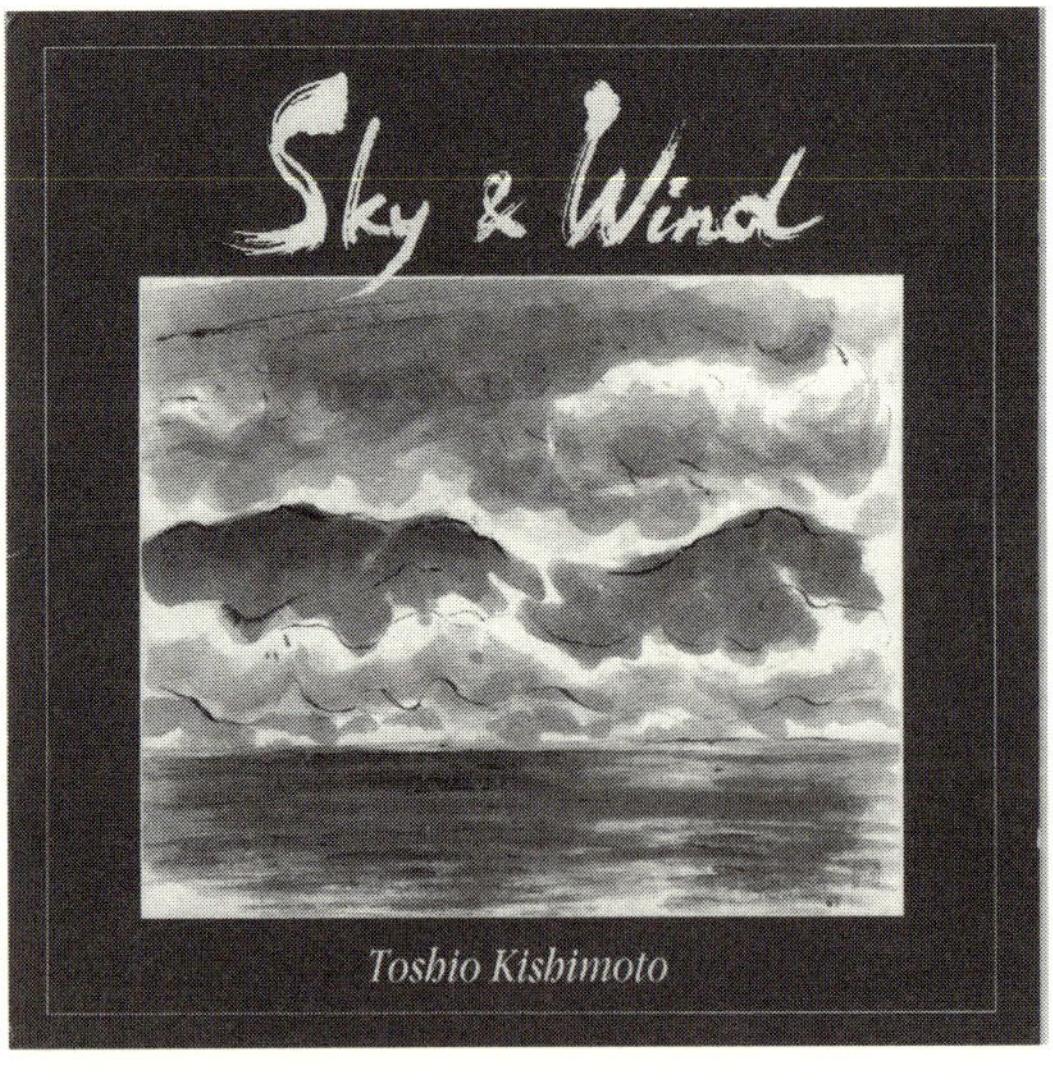

そう考えると医学の学会が毎年持ちまわりで、各地で行われているというのも、いろんな土地で、おもわ

ぬ人と人との出会いがあり、そのことに触発されて、あたらしい物の見方ができる可能性があるということで、なかなか意味のあることなのでしょう。

1998年秋に豊島協一郎先生を会長として第35回日本小児アレルギー学会が大阪で開催されましたが、私はその学会の事務局長をしていました。会員懇親会の構想を現在滋賀県で開業されている西藤成雄先生に相談したところ、岸本寿男先生を紹介してくださいました。岸本先生は医師であるとともに尺八演奏家です。岸本先生は高知県出身で、大学卒業後内科医として働いた後1992年にアメリカ、シアトルに医学留学されました。その際にパソコン通信PC-VANの「ミュージシャンズ・スクエア」で作製したオリジナル曲と新たに番組のために作った曲が、シアトルKCTSテレビのドキュメンタリー番組「ジョージ・ツタカワ」という番組で採用されました。そしてこの番組で使われた音楽が、1994年度に「米地域エミー賞作曲賞」を受賞しました。なんと医学留学した地で、尺八演奏でエミー賞を受賞されたのでした。

学会の会員懇親会当日は、大阪の天王寺都ホテルの宴会場が、岸本先生尺八、西藤先生アコースティックギターのライブ会場ともなり、生の演奏がこんなにもすばらしいものかと感激しました。会場受付で、岸本先生のオリジナルCDの「Sky & Wind」がよく売れたのを覚えています。

以下は岸本先生の文章の引用です。

最近、音楽療法の効用が注目されているようですが、実は尺八の音を聴くとα波がでやすいような気がしています。歌口（音が出る吹き口）は、非常に倍音が出やすい構造なのです。実際倍音のないクリアーな音はかえって気持ちが落ちつかないといわれています。尺八の音は倍音（雑音とはちがう）が混ざるため、音としてのレンジが広く、心が安まる、血圧が安定する、安眠できるなどα波の効用がきっとあると信じています。（CD「Sky & Wind」中のリーフレットより）

（2010年5月）

子どもの本は家族の記憶

2010年の春からNHK、朝の連続テレビ小説で『ゲゲゲの女房』という番組が放送されています。漫画家水木しげるさんの妻の目からみた夫婦の物語で、松下奈緒さん、向井 理さんたちが出演しています。その中で水木しげるさんがかつて神戸で紙芝居の絵を描いていたという話がでてきます。このテレビ番組の時代になっている昭和30年台に子どもだった私は、夕方に自転車に道具一式を積んでやってきた紙芝居のおじさんを覚えていますので、なつかしいかぎりです。

そして、昭和30年台から月日が流れ、昭和から平成に時代が移る頃、私は幼い息子1人を観客にして家で紙芝居をしていました。最初は家内が子どものときの紙芝居セットが実家に残っていたので、それを持ってきてもらって使い、それから新しい紙芝居セットもいくつか買いました。『不思議の国のアリス』が、息子の大のお気に入りでした。絵本の読み聞かせも日課になっていました。息子を膝の上にのせて、自分も楽しみながら谷川俊太郎さん訳の『マザーグースのうた』を何回読んだでしょうか。私も、幼かった頃、『ゲゲゲの女房』が若かった時代ですが、母に本を読んでもらっていました。

表題の「子どもの本は家族の記憶」というのは1997年7月9日にNHK教育テレビで放送された、「21世紀の日本人へ・子どもの本は家族の記憶・作家・石井桃子」という番組を見たときに、いい言葉だなとおもったので、書き留めておいた言葉です。その番組を見たときのメモを、放送日の日付とともに残していましたので、一部を紹介します。

石井桃子さんは1907年生まれ。クマのプーさんの訳者。幼かった頃、姉の膝にのっかりながら本を読んでもらっていた時の膝の暖かさを、桃子さんは今でも覚えている。犬飼さんの家で、道子さんにクマのプーさんを読みはじめて、桃子さんは、ほのぼのとしたなんともいえないいい気持ちになった。

幼い頃に紙芝居をし、絵本を読み聞かせた私の息子も、この春に大学を卒業しました。ほっとすると同時に、ちょっこし寂しい気もします。私たちの家族の記憶も、読んだ子どもの本、そして膝の暖かさを通じて、伝わっていくと思います。

（２０１０年7月）

神田すずらん通り

２０１０年5月末の土曜日に東京都内、学士会館の近くで学会がありました。午後、会場に行く予定でした。お昼頃に、少し早く着いた東京駅で中央線に乗り換え、ＪＲお茶の水駅に出て、そこから歩くことにしました。久しぶりに神田の古本屋街に行きたくなったからです。明治大学の前を通り、靖国通りにでると、その日は神田「すずらんまつり」でした。そこから神保町に出るつもりでしたが、私のもくろみと年1回のおまつりが重なった偶然にうれしい気持ちになりました。模擬店、スクエアダンス、吹奏楽だけではなく、絵本の読み聞かせがあるところなどは、さすがに本の街です。

すずらん通りを歩いていると、はるか10代の頃の思い出がよみがえってきました。１９６９年3月は東大入試が中止になった年です。翌年、１９７０年3月の阪大医学部の入試に失敗した私は、その4月からお茶の水駅前の予備校に通っていました。予備校の授業には出ていましたが、そのあと、お茶の水界隈から、神保町まで、古本屋街を散策するのが、ほぼ日課になっていました。すずらん通りもよく行きました。神保町の信山社（岩波ブックセンター）で岩波文庫のお手本のドイツ、レクラム文庫を手に取って、読めないドイツ語の表紙や中身をじっと眺めている姿は、店員さんにとっては不審な事だったと思います。

その頃、雑誌『図書』に小児科医だった松田道雄先生（1908～1998）の「私の読んだ本」が連載されていました（翌1971年に岩波新書として出版）。大正から昭和に移る頃の時代背景が興味深く、松田先生がとてもよく勉強されているのに感心し、以後、先生の著作に学ぶことになりました。松田先生は『育児の百科』の著者として知られていますが、先生は、少しでも勉強を怠ると、罪悪感を感じるようなお人柄ではなかろうかと想像していました。

その27年後、1997年のある日、私は小児科医として忙しい毎日を送っていたのですが、松田先生が1997年に出版された本『安楽に死にたい』（岩波書店）を出版日から6日後に新大阪駅の書店〝談〟で購入し、出張で新大阪から東京に行く新幹線の車中で読みました。医師からは1通しかファンレターがこなかったという文章に、医師の世界では少数派であった先生の孤独感が伝わってきたように感じました。読者からの手紙にきっちり返事を書いていると聞き、これ以上お仕事を増やしてはいけないと、お手紙を差しあげるのは遠慮していたのですが、それでよかったのだろうかと、一読者ながら思いました。あとがきの毛筆の署名に気づいた時には、遺言を読んでいるような気持ちになりました。はたして、先生の訃報に接したのはその翌年でした。

松田先生はたいへんな読書家ですが、日々の具体的な課題を何ひとつとしておろそかにしない人であったと思います。1968年頃から、大学のはたす役割、学問とは何かということに根源的な問題提起がなされたはずでしたが、1970年の神田の学生街には、表向き平穏な時間が流れているようにも思いました。一方、その年の11月25日、市ヶ谷で作家の三島由紀夫さんが自分自身の小説『憂国』を自演したかのように割腹自殺しましたが、三島文学の耽美性は誘惑として、受験生のその頃は封印していました。その時期、私は大学に入ったとして、さて何をなすべきか、人生とは何であろうかとわからないことばかりを抱えながら、神田の古本屋街をさまよっていました。その時の松田先生の言葉は、困難な時代の中を生きた小児科医の、いわば心意気が伝わってきたのだと思いますが、読む者に元気を与えてくれました。

1970年に歩いていたすずらん通りは、寄り道、まわり道もありましたが、私には、小児科医へと続く道でした。

（2010年9月）

記念祭

2010年9月の週末の午後3時から谷町6丁目（大阪市中央区）の薬業年金会館で医師会の学術集会がありました。午後3時に谷町6丁目に行けばよいので、その前に寄り道をして、会場の近くの母校、大阪府立高津《こうづ》高等学校の記念祭（文化祭）に行くことにしました。11時頃に母校に着きました。校門のところに受付があったので、挨拶をしてプログラムをもらったのですが、名前を書いたり入構証があったりしないところが、さすがに自由な校風の高津らしいところです。昔も他校生がいっぱい来て、活気にあふれて賑やかでした。

参加者も高津生とその家族のみならず、卒業生、他校生などいろいろな人が混在していました。偶然、知り合いの卒業生にも出会いました。中庭の催し物も有志グループが多いのが特徴です。会場の1つに2階踊り場というのもありましたが、踊り場のほうが演奏しやすいのでしょうか。その2階踊り場には、あちこちの催し物の張り紙がいっぱいでしたが、「ローファー（ヒール）を脱いで踊らないこと」という張り紙もありました。踊り場だから踊る場所だといって踊らないでねという洒落でしょうか。ローファー（ヒール）を脱がなかったら踊ってもよいのかなと、一瞬考え込んでしまいました。生物教室の生物研究部の展示を見ようと部屋に入っていったら、部員が「こんにちは」と挨拶してくれたので、こちらも挨拶を返したのですが、その部員の少しはにかんだ表情になつかしさ

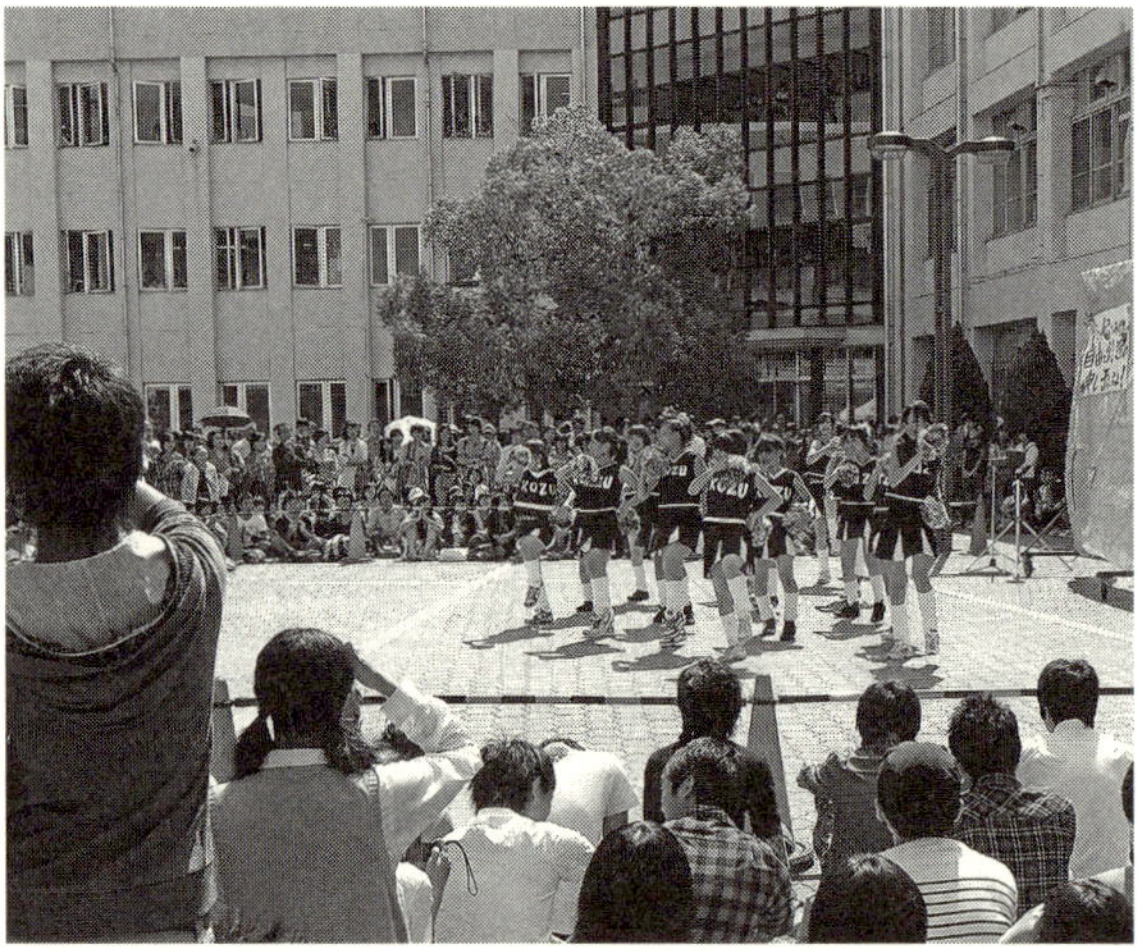

高津高校　記念祭

を覚えました。自分も高校生の時は熱心に記念祭の準備をしましたが、展示を見てもらってうれしいのですが、少し気恥ずかしい気持ちもあったなあと、高校生に戻ったような気分になりました。

　私が高校生だった頃、大阪万博前の１９６８年に、すぐ上の学年の21期生が記念祭の時に校庭にタイムカプセルを埋めました。そして、32年の月日が流れ、２０００年に掘り起こそうとしたのですが、２度、２回目はかなり大がかりな発掘調査を試みたのですが、残念ながらどこからも出てきませんでした。タイムカプセルを埋めた当時の高校生の1人は２０００年には現職の検事だったのですが、検事の彼にも真実は突き止められなかった。何が入っていたのと問われて曰く、目録もいっしょに入れたとのこと。真実は謎のままですが、新校舎建築にあたって作った仮校舎の工事中に、タイムカプセルといってもドラム缶でしたので、工事の人に処分されてしまったのだろうと推察されています。

　校舎が新築になってから初めての訪問でした。校内食堂は昔と同じ場所で、カレーライスが３００円とい

う安さでした。ちなみにきつねうどんは２００円。校舎はほぼ同じところに以前のイメージを残しながら建てかわっていたのですが、今の体育館西にあった銀杏並木が消えていました。銀杏は長寿で大きく育つので、東大の銀杏並木のように、学問の場にふさわしいと思います。高津の歴史を見守ってきた銀杏並木がなくなり、寂しいかぎりでした。

「銀杏を切ってしまいよったから、その祟りで、銀杏の校章の大学（東大、阪大）に入る人数が激減してしもうた」という銀杏伝説にならないように。

旧校舎北館3階にあった社会科教員室は新校舎西館３階にありました。在校中は地歴部だったので、何かと口実をつけてよく出入りした社会科教員室ですが、知っている先生はとっくにいなくなっています。その部屋の扉は少し開いていました。その扉を開けて中に入っていくと、そこは40年前の教員室を再現したものという企画はないので、部屋の前を黙って通りすぎました。

社会科教員室前の廊下突き当たりは音楽教室になっていました。そこで「土曜の音楽会」が行われていたので、プログラム5番から聴きました。有志22組の出演でした。

5．ヴァイオリン2台『2台のヴァイオリンのためのコンチェルト』
6．クラリネット五重奏『メヌエット』『となりのトトロメドレー』
7．ヴァイオリン2台・ヴィオラ・チェロ『ゼルダの伝説メドレー』
8．ギター弾き語り『いつか』『サヨナラバス』『友達の唄』
9．フルート・トロンボーンデュエット『大きな古時計－見上げてごらん夜の星を－星に願いを』
10．ピアノ『エレクトリカルパレード』
11．2台のピアノ　ショパン『ピアノ協奏曲　ホ単調　第1楽章』
12．ピアノ『バラード1番』
13．2台のピアノ『となりのトトロメドレー』
14．ピアノ連弾　ガーシュウィン『I got rhythm』
ピアノソラ『リベル・タンゴ』

15. ピアノ　ベートーヴェン『悲愴　第三楽章』
『月光　第一楽章』
（表記はプログラムによる）

プログラム15番まで聴いて、医師会の学術集会に行く時間になりました。ジャンルはさまざまで、服装も技量もさまざまでしたが、みんな謙虚でひたむきだったので、気持ちよく楽しいものでした。やはり、母校はいいです。高校生だった頃のひたむきさを思い出しながら、さて今はどうだろうかとも自問自答しながら高津を後にしました。

（2010年11月）

白いピアノ

ニューイヤーのカウントダウンそして花火というのも最近では普通になってきましたが、私には花火といえば夏の風物詩です。その記憶の中、夏の夜の闇を彩る赤い火の中に、白いグランドピアノのイメージが浮かんでくることがあります。

中学生の頃、英文科の大学生に英語を習っていました。先生は京都に下宿されていて、毎週土曜日に自宅に帰り、日曜午後に京都に戻られました。土曜の夜と日曜の朝に、先生の自宅で個人授業を受けていました。私が中1の時、先生は大学の3回生で、卒業後に英語の先生になることを考えておられたので、その練習にということでもないのでしょうが、とても熱心に教えていただきました。途中でいつもティータイムがあり、京都のお菓子が出てくることもありました。ティータイムの雑談は、今出川にある、紫がスクールカラーの女子大での学生生活、大学祭で英語劇『ロメオとジュリエット』をすること、読みながら泣いてしまった小説のこと、卒業後は社会に出ようと思っていることなど、二十歳の夢と理想が伝わってくる先生の話に、毎回、世界がどんどん広がってゆくような気がしました。先生の話を聞くのがとても楽しみでした。英語がおもしろくてということもありましたが、学校のテストでよい成績を取った時の先生のうれしそうな顔をみたくて、よく勉強したようにも思います。子どもの頃にバレエを習っておられて、小学生だった先生の白いチュチュのバレエ衣装の写真を見せていただきながら聞いた、少女の夢とあこがれをいつまでも持っておられるお話がとても素敵でした。

ある時、先生から山本有三『路傍の石』の文庫本をいただきました。マーガレット・ミッチェルの『風と共に去りぬ』や芥川龍之介、宮沢賢治を愛読していた私にとっては、いささか読書傾向が異なっていたのですが、先生のサイン入りでしたので、熱心に読みました。

東京オリンピックがあった年の8月1日、土曜日の夜、先生の自宅は広いお庭がある大きなお屋敷でしたが、2階で、いつものように英語を習っていました。ティータイムの時に、PLの花火が見えるからと窓際に誘われました。夜の闇の中に、はるか遠くに見える花火はとても小さくはかないものでしたが、いつまでも心に残りました。

先生は、教育実習に行った先の中学校で、生徒ではなく、教員のほうに自分の理想とはかけ離れた現実をみて、おおいに悩んでおられたようですが、大学卒業後は、教員にならずに家におられました。そして、奈良の旧家にお嫁に行かれました。外国製の白いグランドピアノをもって。その話を伝え聞いたのは高校生の時でしたので、あれだけ卒業後は社会に出ると言っておられたのに残念だと、その頃は思いました。今では、白いピアノには先生の青春の夢と理想がそのまま入っていて、その後の家庭生活や、おそらくは子どもたちの成長の中で、先生の旋律を奏でていったのだろうと信じています。

（2011年1月）

ショパン　花束の中に隠された大砲

『ショパン　花束の中に隠された大砲』というのはピアニスト、崔《チェ》 善愛《ソンエ》さんの本の題名です（岩波ジュニア新書　２０１０年）。

２０１０年はショパン生誕２００年でしたので、もともと音楽と親しむ機会が少ない生活をしていた私ですが、ショパンに関連したテレビ番組をみました。２０１０年10月31日（日）ＮＨＫ　ＢＳハイビジョンの４時間生放送「生誕２００年　みんなのショパン」と２０１０年11月ＮＨＫ教育「こだわり人物伝　ショパン」です。番組をみてショパンについての知識は格段に増えたのですが、どこか腑に落ちないところもありました。何かよい本はないかと捜すなかで崔さんの『ショパン　花束の中に隠された大砲』を見つけました。とても興味深く、一番知りたかったことが書かれていました。

崔さんは、アメリカの大学に留学していた27歳の時、『ショパンの手紙』という本に出会いました。「永遠に家を忘れるためにこの国を離れる気がしてならない。死ぬために出発するような気がする」。外国に旅立とうとするショパンの手紙を読んで、崔さんは、稲妻に打たれたように立ちすくんだと書いています。彼女はその時、在日韓国人として日本で外国人登録をするための指紋の押捺を拒否した状態でアメリカに留学していました。日本へ帰国する権利を奪われていて、２度と帰れないかもしれないという思いを抱いたまま暮らしていたのでした。毎日のようにショパンを練習しながらも、「ロマン派のピアニスト」「ピアノの詩人」としてとらえていた。しかし、『ショパンの手紙』に出会った瞬間、彼女はショパンのまったく別の姿をただちに理解し、解釈がずっと深くなり、その後20年以上のピアニストとしての研鑽の結果がこの本となったのだと思います。

第1章　少年時代：1795年、第三次分割により、ポーランドという国は滅亡したので、1810・3・1ショパンはポーランドに生まれたが、ロシア国籍をもたされていた。父ニコラはフランス人。病弱であったこと。ジヴニー先生からバッハを教わった。民族音楽との出会い。ポロネーズとマズルカについての簡単な解説。

第2章　青年時代：ショパン17歳の時、いちばん下の妹でとても仲がよかったエミリアが結核で死亡。親友のヤンもこの年に結核で死亡。ショパンもこの時すでに結核にかかっていたと言われており、この時からすでに自分の死を意識していたのかもしれない。オペラの歌唱法に興味をもち、歌うような旋律（カンタービレ）を生み出す。エルスネル先生の指導。初恋の人コンスタンティア。2つのピアノ協奏曲。親友ティトスへの手紙。告別演奏会。ワルシャワからウイーンへ。

第3章　失意の日々：1830・11・23ウイーン到着。その6日後にワルシャワで武装蜂起が起こる。友人は祖国のために戦っている。この頃の後悔と動揺。その頃作曲を開始した作品、「スケルツォ　ロ短調」「バラード第1番」「ノクターン　嬰ハ短調・遺作」の解説。1831年ウイーンを離れパリ行きを決心。ミュンヘンからシュツットガルトに。1831・9・8、ワルシャワ蜂起の失敗を知る。シュツットガルトの日記の写真版と訳。「革命」のエチュード（第12番ハ短調）の直筆譜の写真版。左上に“con fuoco”（烈火のごとく）の文字が見える。この曲の左手と右手の具体的な解説。シューマンはショパンの音楽の中にある苦しみ、怒り、情熱を見抜き「花のかげに隠れた大砲」という表現で、ショパンの音楽の本質を表した。しかし、人々はショパンの作品を、心地よい洗練された美しさとエレガンス、詩的な抒情性、華麗さとしてとらえていた。「英雄ポロネーズ」とポーランド国歌。ポーランド国歌には典型的なマズルカのリズムが表れている（楽譜紹介）。

第4章　栄光の時代：1831・9・11パリ到着。ポトツカ夫人。ポーランド文芸協会。マリアとの出会いと別れ。亡命者として生きる決意をする。フランス国籍を取る（ロシア臣民ではなくなった）。ポーランドには帰れない。「・ZAL」（ジャル）というポーランド語は、ショパンの音楽に影のようにつきまとう悲哀のすべてを表現している。美しく華やかな曲の中に「・ZAL」が埋め込められている。

第5章　病と死：ジョルジュ・サンドとの出会い。9年間サンドとともに過ごす。サンドのみたショパンが興味深い。サンドの著作には、ショパンの人柄について、「社交界では優しく陽気で魅力的。私生活では絶望の種。繊細、誠実、完全な知性。むらのある機嫌。猜疑心の強い、譫妄的な想像力。苛立たせる自尊心。それは病のためである。精神は生皮を剥がされた人のもの」と書かれている。サンドとの破局と2年後の死。「舟歌」の解説。ショパンの歌曲。最後の演奏旅行。3つの遺言。1849・10・17　39歳で死亡。

第6章　音楽は思想：弟子からみたショパン。弟子たちに歌のレッスンをとらせた。演奏時のヒント。無意識の世界の表現としての音楽。作曲家、演奏家、聴き手の交流。思想を伝える音楽。民族の音楽。

ポーランドの分割と抵抗についての歴史の記述、手紙の引用が多いのも、この本の特色です。在日のピアニストである崔さんが、思想を伝える音楽、民族の音楽としてのショパンをぜひとも伝えたいという思いがよくわかります。崔さんは1999年4月22日、外国人登録法に関して参議院法務委員会に参考人として招致され、意見陳述を行っています（当時の参議院議員、弁護士の大森礼子さんのオフィシャルサイトで、参議院法務委員会での意見陳述記録をみることができます）。予定時間を超過したが、異議を唱えた議員は誰もいなかった。翌2000年に外国人登録法が改正され、14年ぶりに特別永住権を回復。

しかしながら、思想、民族とは切り離せないとしても、そもそも詩的な抒情性をもつものは人間存在の本質的な「かなしさ」も感じてしまうものだとも思いました。この本を読みながら、そして読んだ後も、以前から持っていたショパンのCD（ピアノ：アシュケナージ）を繰り返し聴きました。ばくぜんと感じていたショパンの孤独感についての理解が深まったように感じました。そして、生演奏でショパンが聴きたくなりました。最近、会いに行けるアイドルという言葉があるそうですが、会いに行けるピアニストの皆様、ぜひ、私も聴衆に加えてください。

（2011年3月）

Trotzdem Ja zum Leben sagen

トロッツデーム　ヤー　ツーム　レーベン　ザーゲン（それでも人生にイエスと言う）

2011年3月11日午後2時46分、私は病院で仕事中でしたが、ゆっくりとした揺れに、最初はめまいがおきたのだと思いました。その後、だんだんと大震災であることが明らかになり、学会で何度か利用した仙台空港に津波が押し寄せてくるテレビの映像には言葉を失いました。

その後、病院から被災地の岩手県大槌町吉里吉里地区に医療チームが派遣されることになりました。当初、大阪からバスをチャーターして陸路で行き、バス内で宿泊する予定でしたが、急遽、遠野市の民宿がベースキャンプとして利用可能となり、花巻空港経由となりました。時々刻々と事態が変化するなかで、小児科の吉田之範先生は派遣チームの一員として、私は留守番役として外来担当医師のやりくりなど、日々の業務をこなしていました。

その時に想った言葉が表題の「Trotzdem Ja zum Leben sagen　トロッツデーム　ヤー　ツーム　レー

ベン　ザーゲン（それでも人生にイエスと言う）」で、ナチスの強制収容所を生き抜いた精神科医ビクトール・フランクルの本の題名です。『それでも人生にイエスと言う』（春秋社　1993年）。同じようなことを考えた編集委員の企画なのでしょうか、4月18日の朝日新聞夕刊の「ニッポン人・脈・記」生きること1に、政治学者の姜尚中《カンサンジュン》さんがフランクルの多くの著作を読み、そして支えられてきたことが紹介されていました。朝日新聞のこのシリーズでは、フランクルが日本でどのように読み継がれてきたのか、具体的に連載していました。霜山徳爾さんと『夜と霧』の出版についてと、山田邦男さんが表題の本を翻訳したいきさつについては4月27日と28日の夕刊に載っていました。

私の手元にある本は1995年6月30日発行の第13刷なので、読んだのはその頃だと思います。印象に残ったところは、

> 私たちが「生きる意味があるか」と問うのは、はじめから誤っているのです。つまり、私たちは、生きる意味を問うてはならないのです。人生こそが問いをだし私たちに問いを提起しているからです。私たちは問われている存在なのです。人生がたえずそのときそのときに出す問い、「人生の問い」に答えなければならない、答えを出さなければならない存在なのです。生きること自体、問われていることにほかなりません。私たちが生きていることは答えることにほかなりません。そしてそれは、生きていることに責任を担うことです。（『それでも人生にイエスと言う』27ページ）

私の病院の先輩医師で、呼吸器集中治療部を立ちあげた木村謙太郎先生もフランクルを読んでおられて、かなり以前ですが、ある会で、スピーチを請われて表題の言葉を紹介されていました。木村先生はドイツ語が堪能なので、原語で紹介されていましたが、私もそれ以来、原語のままでいわば呪文として覚えることにしました。

…Trotzdem Ja zum Leben sagen

（2011年5月）

クレメンタインの歌

朝日新聞朝刊、土曜の別刷り［be］に「歌の旅人」が連載されています。2010年4月3日は、アメリカ民謡「いとしのクレメンタイン」という表題で韓国・済州島と詩人の金時鐘《キムシジョン》（1929年生）さんを取りあげていました。その後1年以上経ったのですが、2011年3月に現在生駒市在住の金時鐘さんが四時詩集『失くした季節』で第41回高見順賞を受賞されました。贈呈式は3月11日午後6時に東京・飯田橋のホテルメトロポリタンエドモントで予定されていましたが、震災のため延期になりました。震災時、詩人は新幹線の車中でした。この文章は金さんの受賞を記念して5月号に投稿予定でしたが、7月号になりました。

1945年8月15日の日本の敗戦まで、金さんは日本の教育を受け、忠実な皇国臣民として日本語と日本唱歌が得意でした。一方金さんの父は日本語が理解できるのに使わず、定職にも就かない「非国民」で、韓服を着て済州港で毎日釣りばかりしていました。そんな父を歯がゆく思っていた、神風が吹くと信じていた当時17歳であった金さんにとって、日本の敗戦は、まさに裏切られた思いでした。朝鮮文字ではアイウエオの「ア」の字も書けないのに、突如朝鮮の人間であることを突きつけられたとまどい。済州島の突堤に1人で立ちつくしていても、出てくるのは「海征かば」などの日本の歌ばかり。十日くらいたった夜更けに、ふっと、小さい時から父の膝で、父とともに唄って覚えた朝鮮の歌がひとりでに口をついて出てきました。

ネサランア　ネサランア（おお愛よ、愛よ）
ナエサラン　クレメンタイン
（わがいとしのクレメンタインよ）

ヌルグンエビ　ホンジャトゴ
（老いた父ひとりにして）
ヨンヨン　アジョ　カッヌニャ
（おまえは本当に去ったのか）

父のいない突堤で、ひとりでに口を衝いて出たのが、この歌だった。八月は終わりかけていたが、熱気はどこかで夜が更けてもどよめいていた。徐々に記憶が蘇り、とめどもなくこみ上げてくる涙をしゃくり上げながら、私は繰り返し繰り返しこの歌を唄った。（『クレメンタインの歌』文和書房　1980年、評論集「『在日』のはざまで」立風書房　1986年に所収）

済州島は、現在では観光地として有名ですが、1948年4月3日の「済州島4・3事件」では3万人を超える島民が虐殺され、1998年に金大中大統領が真相解明に着手するまで、韓国現代史のタブーとされてきました。その事件の中、学生運動家で、捕まれば殺される立場になっていた金さんは、1949年に両親がありったけの金で手配してくれた日本行きの「闇船」で、かろうじて済州島を脱出して、日本にたどり着きました。その後、二度と両親に会うことはできなかった。そして大阪市生野区の町工場で働きながら、在日詩人の詩集を創刊。しかし、大衆を目覚めさせる役割を組織から要求されながらも、自分の詩にこだわり続けることで、信じた「北」から拒まれてしまった。新潟から「北」に渡るルートは絶たれたのでした。

私は20歳の頃（1972年頃）、金さんの詩集『新潟』に出会って、大きな衝撃を受けました。言葉のもつ力や詩の完成度にもまして、生き方そのものとしての詩を感じました。自然に託して自分の叙情性を素直に表現するにはあまりにも過酷な生活の中では、短歌的な叙情を無批判に肯定するわけにはいかない。それなら自分の叙情性、自分の歌とは何か。「在日」であること60年を越え、年齢も80歳をすぎましたが、金時鐘は現代を代表する現役の詩人です。金時鐘四時詩集『失くした季節』（2010年、藤原書店）の筆者自身によるあとがきには、「持ち越した課題の答案を今、おずおずと差し出している私でもある」と記されています。

　金さんは１９７３年に兵庫県立高校で朝鮮語の教科を開設し、その後15年間高校教師でした。金さんの詩についての講演と質疑応答には、教員養成学校に在籍した履歴もありますし、どこか教師根性を感じます。共通の友人の詩集出版記念パーティーの席では、韓流ドラマの登場人物のようにおせっかいなところもありました。詩は黙読よりも朗読して読みたい、リズムと力のある日本語です。ある時、飲み屋で金さんが唄った「いとしのクレメンタイン」は、朗々、切々として心揺さぶられる思いがしました。生まれながらのリズム感、音感を感じました。金時鐘を思想詩人という人がいますが、思想があって詩があるのではなく、天性の詩人が人生の中で批評精神を持つに至ったのだと思います。自分が生きることとは何かと問い続けることが詩であると。

　朝日新聞夕刊、連載「人生の贈り物」に、２０１０年11月15日から18日にかけて取りあげられたのは金時鐘さんでした。「両親の変わらぬ愛。僕は生き延びた」の見出しで、両親の墓の前で手を合わせる金さんの写真が載っていました。親の墓を尋ねることができたのは、済州島を出て50年後でした。「大切な人の無事を願うことが本当の祈りであり、力を持つのだと思っています」（新聞記事の終わりの言葉）。

（２０１１年７月）

註１：金時鐘《キムシジョン》さんは「『在日』のはざまで」で毎日出版文化賞本賞を受賞。詩集『新潟』は集成詩集『原野の詩』（立風書房　１９９１年、小熊秀雄賞特別賞受賞）に入っています。

註２：ＮＨＫ　ハイビジョン特集　海鳴りのなかを　詩人・金時鐘　（２００７・９・25放送　２０１０・12・13再放送）の番組の最初に詩人自身が「いとしのクレメンタイン」を唄っています。

註３：日本では雪山賛歌の曲として知られる、アメリカ民謡の「いとしのクレメンタイン」については、スペインの古いバラード曲がアメリカのゴールドラッシュ時にメキシコ人鉱夫の間に広まり、そこにさまざまな英語の詩が付いたという説があります。この曲がいつの頃か朝鮮半島に伝わり、浜辺で暮らす漁師と娘の歌となりました。この歌こそ、金さんが生まれて初めて覚えた朝鮮語の歌でした。なお、韓国ドラマ「春のワルツ」でも効果的に使われていたそうです。

母が子どもだった頃

ＮＨＫの連続テレビ小説「おひさま」がこの２０１１年４月から放映されています。タイトルロゴの押し花はハギ、アネモネ、ソバ……ソバは痩せた土地でも種まきをして２～３ヵ月程度で収穫できるので、救荒作物としても知られていますが、「おひさま」の物語のはじめの頃でしたか、ソバ畑一面の白い花がたいへん印象的でした。物語のヒロインはおそば屋さんに嫁ぐのですが、そば職人が毎日そばを打つ日常も連想します。井上真央さん演じるヒロイン陽子が高等女学校を卒業するのが昭和14年（１９３９年）という設定になっています。私の母が高等女学校を卒業したのが昭和12年ですので、母が育った時代に入り込んでいるかのようでした。戦前、戦時中、戦後すぐの時代に生きるということが、大震災後に生きるということにも重なり、荒れた土地でも育つソバのイメージが広がっていきます。

私の母は、奈良県、現在御所市になっている村に生まれ育ちました。村には修験道を開いた役行者《えんのぎょうじゃ》生誕の地と伝えられる、吉祥草寺《きっしょうそうじ》があります。尋常小学校の頃は、学校から帰るとすぐ祖母の部屋にいって嘉永生まれ（１８４８～54年頃）の祖母とのおしゃべりを楽しみました。昔の寺小屋の話も聞いたそうです。天長節（現在の天皇誕生日）の日は学校に行き、天長節の歌、今日のよき日は大君の……を歌ったあと、紅白の饅頭をいただいて帰ってきて、祖母といっしょに饅頭を食べました。お話が大好きだった少女は、昭和２年、尋常小学校２年生の時に、学校代表として奈良県全体の尋常小学校の童話大会に出場して、第３位に入賞しメダルをもらいました。大会当日は、わざわざその日のために新調した洋服を着ていったことが、とてもうれしかった。その頃はみんな着物に下駄で登校していました。特別の行事の時は袴を着けましたが、3分の2くらいの子どもは袴代わりの前掛けをしていたそうです。学校の先生と御所駅から汽車に乗って奈良駅に着き、しかし、会場が奈良市内のどこだったか覚えていないのですが、北魚屋西町の奈良女子高等師範学校講堂（現在の奈良女子大学記念館、重要文化財）だったかもしれません。私は、２００９年4月17～19日に奈良市で日本小児科学会があった時に、奈良女子大学記念館2階の講堂を訪れましたが、とてもすてきなところでした。

実家は、母の祖父の代から薬の製造、販売をしていました。大和の置き薬と言っていますが、主に近畿、東海、四国地方の家庭にあらかじめ薬を配置し、半年に一回、売子《ばいし》さんと言っていた配置員が家庭を訪問して、使っただけの薬の代金をその時に精算し、使った薬を補充するものです。このことを「先用後利」と言っています。配置員は、普段は農業をしており、農閑期を利用して各地に行商に行きます。母の家では7～8人の配置員を抱えていました。薬の製造といっても零細家内工業で、小学校を出て年季奉公に来た、住み込みの従業員が男性3人、女性2人いました。年季奉公では、雇用主が従業員の親に給料の先払いをしていました。その頃には女性従業員の呼び名は以前のように、お松さんとかお梅さんではなく、本名にさん付けで、花子なら「はなさん」というふうに呼ぶようになっていました。休みは、盆と正月とお祭りの時だけで、日曜日も普通に働き、夜は8時頃まで夜なべをしていましたので、よく働いたと思います。昭和34年から36年に毎日放送で「番頭はんと丁稚どん」という大阪・船場の商家を舞台にしたテレビ番組がありました。その頃はまだ丁稚奉公というとどういうことなのかよく知られていたので、大村崑さんたちのドタバタ劇が笑いを誘ったのでしょう。おもしろくて毎週見ていました。商家の娘はいとさんと言いましたが、語源は幼《いと》しい、愛《いと》しいからでしょうか。奈良でも同じ言い方をしていましたが、商家同士では敬称を略していましたので、母は薬屋の「いと」でした。

着物と袴で通学した時代もあったのですが、母の女学校時代は制服でセーラー服でした。奈良の朝食は茶がゆなので、お弁当は昼食に用意したご飯と簡単なおかずを学校指定のアルミの弁当箱に入れて、あとから届けたそうです。用務員室の前にはあとから届ける弁当を置く台がありました。母は、女学校を卒業したあと薬学専門学校に進学したかった。ところが、兄がすでに薬剤師であったことと、家族から、女性が薬剤師になると、かえって結婚相手の幅が狭まり縁遠くなることを、実例をあげて具体的に説明され、女学校出くらいがちょうどよいと強く説得され、進学を断念しました。この話は私が子どもの頃、何回聞かされたか覚えていないくらいですが、そのたびにふしぎに思って、どうして進学しなかったのかとたずねたのですが、女学校に行かせてもらえただけでもありがたい時代だった、同じ小学校から女学校に進学したのは7人だけだった、という返事でした。女学校卒業後は専攻科にもう1年行き、でも、そのあと洋裁を習いに行く阿部野橋行きの電車の中で、高見ノ里にあった帝国女子薬学専門学校（現在の大阪薬科大学）の制服を見かけるたびに、行きたかったのになあと思ったそうです。

母は、昭和16年10月にお見合いをして12月に結婚しました。真珠湾攻撃が12月8日で、大阪にお嫁に来たのが12月16日で戦時中でした。大阪から奈良に避難するならわかるが、戦時中に奈良から大阪市内にお嫁入りとは……と親戚のおばさんに言われたそうです。当時、すでに深刻な食糧難になっていました。大阪のお家に入った日、食べるものは乏しかったが、花瓶にはお花が活けてあったのを覚えていて、それは父の心づくしでした。その後、母の実家からは、分家や近所の跡取り息子の戦死の知らせが伝わりました。昭和20年3月13日、大阪市内は大空襲に見舞われ、一夜明けると、かつては、東洋一の商工地……と大正10年制定の

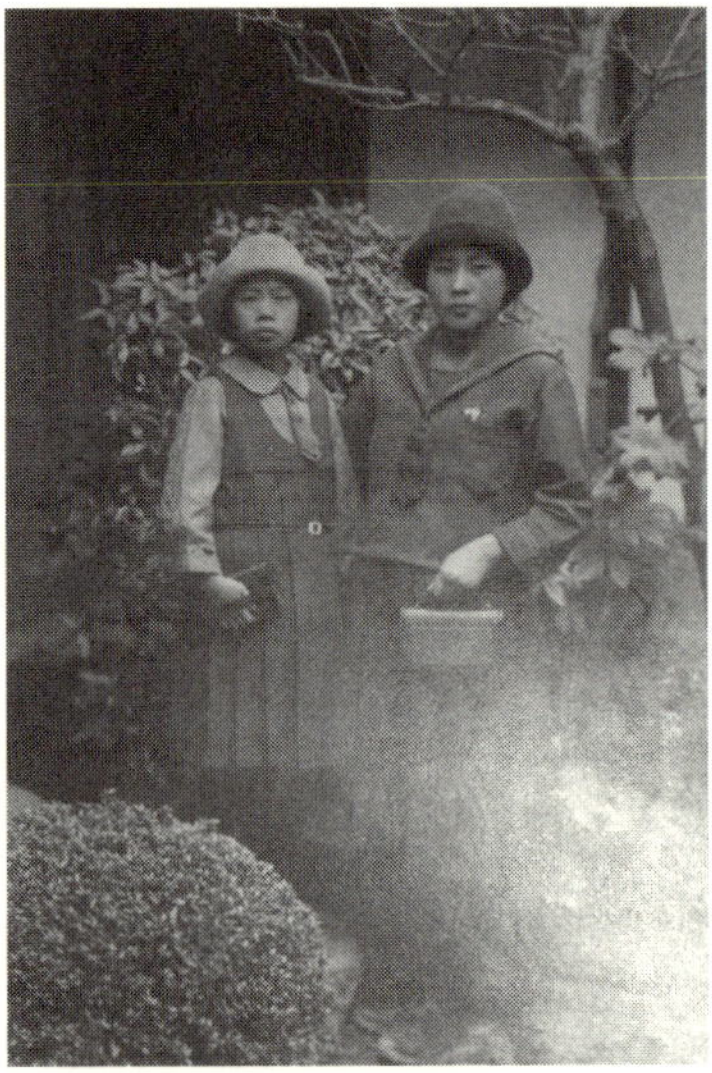

子どもだった頃の母（左）

大阪市歌に歌われ、繁栄を誇った大大阪は一面の焼け野原に変わりはてていました。
　戦争が終わり、大阪市郊外の疎開先、現在の東大阪市にそのまま暮すようになりました。母は戦後に3人の子どもを授かり、いちばん下が私でした。私が物心ついた頃には、自宅の庭では母が園芸をしていました。戦後すぐは、食糧難対策の菜園だったのですが、だんだん趣味の園芸の場となりました。花好きな母は、お花を活けていると、娘時代のなんとも言えないしあわせな気持ちを思い出すと言います。11年前の雪の日に父がなくなり、母は90歳を超えましたが、今でも母の庭にはお花が途切れたことがありません。

（2011年9月）

恢復ということ

　大江健三郎さんの本を読み返そうと手に取ったら、はさまれていた押し花の栞に気がつきました。その栞は、以前に大江さんの本を2冊まとめて古本販売店のBOOK-OFFで買った時に、そのうちの1冊にはさまれていたもので、日付と「○○ちゃんより」という言葉がていねいな女性の文字で記されていました。○○ちゃんは女性の名前でしたが、友人から本を贈られたことの覚え書きだと思います。もらった本を読まなくなってBOOK-OFFに持っていったが、栞のことを忘れてしまったのでしょうか。本は『恢復する家族』（講談社、1995年）と『「自分の木」の下で』（朝日新聞社、2001年）でどちらも奥さんの大江ゆかり・画です。障がいをもつ子どもの母から、先生読んでくださいというメッセージが届いたような気持ちになって、2冊とも購入して、古い話ですが、2003年の年始に読みました。

大江健三郎さんのお話は、以前に阪大小児科百周年記念講演会（1998・9・12）で聴きました。「恢復ということ」というタイトルでした。想像していたイメージ通りの語り口で、「謹直なユーモア」を感じました。講演で、フランスの哲学者、シモーヌ・ヴェイユの言葉を紹介され、「あなたはどのようにお苦しいのですか」と問うことが、人としてもっとも美しいことだ……というようなことを話されたように記憶し、今でも心に残っています。最近、梅田の紀伊国屋書店で見かけたヴェイユの本に上記の言葉があったので購入しました。ヴェイユの本を読みながら、大江さんの本も読み返そうと手に取ったら、はさまれていた栞に気がついたということです。

シモーヌ・ヴェイユは、1930～40年代のヨーロッパ、工場で、戦場で、また亡命の地で、真理を願い求め、真理に到達すべくたゆまず注意を払い続けた人だと思います。プラトン、マルクス・アウレリウス、デカルト、スピノザなどの哲学のみならず、ソフォクレスのギリシャ悲劇からシェークスピア悲劇、ホメロスの詩、神学までも守備範囲とした学識に瞠目しました。ヴェイユを引用しますと、

この世で不幸な人びとに必要なのは、かれらに注意を払うことができる人間である。ところがこの能力は稀有である。奇蹟といってもよいほどに。それはまさしく奇蹟である。この能力を有すると自負する人間の大半はこの能力に欠けている。熱意や心の躍動や憐憫ではたりない。

まったき隣人愛とは、「あなたを苦しめるものはなにか」（Quel est ton tourment?）と問うことに尽きる。不幸な人がなんらかの集合体を構成する1単位としてではなく、「不幸な人」というレッテルをはられた社会的カテゴリーの一員としてでもなく、わたしたち自身とまったく同じ人間であるにもかかわらず、ある日、不幸に見舞われて、模倣をゆるさぬ不幸の烙印を押されたひとりの具体的な人間として存在することを知る。これが隣人愛である（Attente de Dieu）。冨原眞弓編訳『ヴェイユの言葉』（みすず書房、2003年）248ページ

大江さんは、シモーヌ・ヴェイユが好きで、若い時からずっと読んできたとご自分で書いています。『恢復する家族』の最終章には、息子の光《ひかり》さんの2番目のCD『大江光ふたたび』のリリースにあわせて開かれたサントリーホールでの音楽会（1994・10・6）で、演奏にさきだって大江健三郎さんが話された内容が載っていますので、以下に引用します。

さてその注意力ということで、フランスの女性哲学者のシモーヌ・ヴェイユ（1909～43）がこういうことを書いています。学問研究、勉強と、神への愛ということをどのように結ぶことができるか？〝その鍵は、祈りが注意力をもってなされるということである。祈りは、たましいにとって可能なかぎりの注意力をつくして、神の方へ向かって行くことである。〟

（中略）

おなじ文章のなかでヴェイユは聖杯伝説のひとつについて書いています。傷ついて苦しんでいる、聖杯を守る王に近づいて、最初に「あなたはどのようにお苦しいのですか」と問いかける騎士、かれこそ聖杯がゆずり渡される資格を持つのだと。僕は障害をもつ人間としての光を、その不幸や苦しみについてこのように問いかける人たち、〝その人を救うことができる助けの手をしっかりとさしのべることができる人〟たちが、助けてきてくださったと思います。これから始まるコンサートの演奏者たちをはじめとして……

そしてこれらの人たちが、それぞれの専門をつうじて、本当に注意力をそなえた人たちであることに、深い思いをいだくのです。また、この大きなコンサートホールを埋めてくださった方たちも、「あなたはどのようにお苦しいのですか？」と問いかけてくださる人ではないでしょうか？　現にいま光に、そう問いかけてくださっているのではないでしょうか？　光の音楽が、その答えとなりえるものでありますように。

このあと光さんの音楽の演奏が行われました。大江さんの別の本からさらに引用しますと、むしろ光という子供が恢復していく過程に立ち会うことによって自分たちも癒されてきたということです。その経験をつうじて、人間が病気から恢復するということ自体に、まわりの人間を励ます力があるということを、教えられてきたように思います。しかもそれは気がついてみれば、ドストエフスキーから志賀直哉まで、多くの文学者が書いていることでもあるのです。（1994・10・5　読売新聞創刊120周年記念「国際医療フォーラム」）（大江健三郎著『あいまいな日本の私』岩波新書　1995年　31ページ）

『恢復する家族』の画とあとがきは大江ゆかりさんが書いています。文章と対になっているゆかりさんの野草のスケッチを見ていると、この文章の初めに紹介した押し花の栞は、この本の前の持ち主の忘れ物ではなく、この本の付録で、ゆかりさんが選んだような気がしてきました。栞にサインとして使っておられるYukariという文字が浮かび上がってくるようです。

（2011年11月）

太鼓

「パーカスすること、なにかを打つことは、世界から精霊を解き放とうとする行為だ」と映画作家のオスカー・フィッシンガーは語りましたが、今回は太鼓についてのお話をしたいと思います。

2011年11月、近所の医院を受診しました。順番を待っているあいだに、置いてあった「週刊現代」という週刊誌のページをめくっていたところ、思想家の中沢新一さんの「大阪アースダイバー」という連載があるのをみつけました。以前、東京出張の車中で中沢新一さんの『アースダイバー』（講談社、2005年）を読み、知られざる東京が明かされていくことに、知的な興奮を覚えました。その本には「縄文地図を持って東京を散策すると、見慣れたはずのこの都市の相貌が一変していくように感じられるから不思議だった」と書いていました。「大阪アースダイバー」が2010年10月から連載されていたとは知りませんでしたが、読んでみると、大阪に住んでいてもそうだったのかということばかりでしたので、それから毎週月曜の発売日に「週刊現代」を買うことにしました。その中に太鼓を作った人々について触れられていましたので、以下に2011年11月、4回分の連載内容を要約してみますが、太鼓は最後に登場します。

現在、地下鉄中央線本町駅から徒歩3分の大阪市中央区久太郎町4丁目渡辺3号に坐摩《ざま》神社があります。正式にはイカスリ神社と言いますが、大阪では「坐摩さん」と言って「生玉さん」とならんで古い、歴史のある神社として知られています。住所が渡辺というのは、もとの地名が移されたからです。余談になりますが、この神社の境内で2011年10月19日に、上方落語協会によって、「上方落語寄席発祥の地」顕彰碑の除幕式が行われたと新聞に載っていましたが、江戸時代後期に初代桂文治がこの地で行った落語が、上方落語寄席の始まりとされています。

この神社は、豊臣秀吉の大坂城改修にともなって、現在地に強制移転されましたが、もともとは現在の京阪天満橋駅近くの石町《こくまち》にありました。石町と言うのは旧神社の境内に古い神話に基づく巨石があったからで、今でも御旅所の鎮座石として残っています。この場所に祀られていた霊が「イカスリ」と呼ばれ、イカスリは居所知で、ここに居ることを知るという意味です。ここは古くは渡来人と推定されるツゲ氏の土地で、ツゲ氏は平安時代の後期に渡辺と名前を変えましたが、変わらずにイカスリの霊をお祀りしていました。この渡辺氏から「渡辺党」という武士団が出て、強力な水軍をもつまでに成長し、大川をはさんで南北に広がる北と南の渡辺村を形成しました。武士団には食料や武器を整える専門の職人集団が付き添っていました。武具と馬具には大量の動物の皮（革）を必要としましたので、革製品をつくる職人集団が北渡辺村にありました。また北渡辺村には「キヨメ」と呼ばれる人々がいましたが、中世の大きな神社には必ずこの下級の神職がいて、穢れを清めるという呪術を行っていました。キヨメは死んだ牛、馬を処理する仕事もしたので、同じ村に住む皮革職人とも近い関係でした。武士団の武士といっても武士が登場した頃は、殺生の技に巧みな「職人」のなかの一つとした扱いを受けていたそうです。武士は流血にまみれた穢れた仕事に従事していましたから、死んだ動物の皮を剥ぐ別の職人とは仲間であったはずです。ところが、武士が権力を握ると、武士は文化的な装いをして身分を高め、いままで武士集団の仲間であった皮革職人と距離をとるようになり、その後、皮革職人は時代と地方によっては社会的な差別を受けることになりました。

　秀吉はこの渡辺一族の勢力を警戒し解体するために、大坂城の足下から移転を命じ、渡辺村も数ヵ所に分散移転することになりました。坐摩神社の神官家を含む南渡辺村の住民は、移転した新しい坐摩神社の周辺に住んで、船場の住民となりました。ところが、北渡辺村の皮革職人や神社に付属していたキヨメと呼ばれた人々は、しだいに市街地から遠ざけられ、18世紀のはじめ頃に船場から南、木津村領内に場所を得ました。木津の渡辺村には坐摩神社の境外末社として浪速神社が設けられましたが、御祭神は、イカスリの神をはじめとして、坐摩神社の祭神とまったく同じです。イカスリの霊は大阪の大地に住まう最古の地主神で、地主神を祀る儀礼には、かならずキヨメの神官たちの働きが必要とされました。

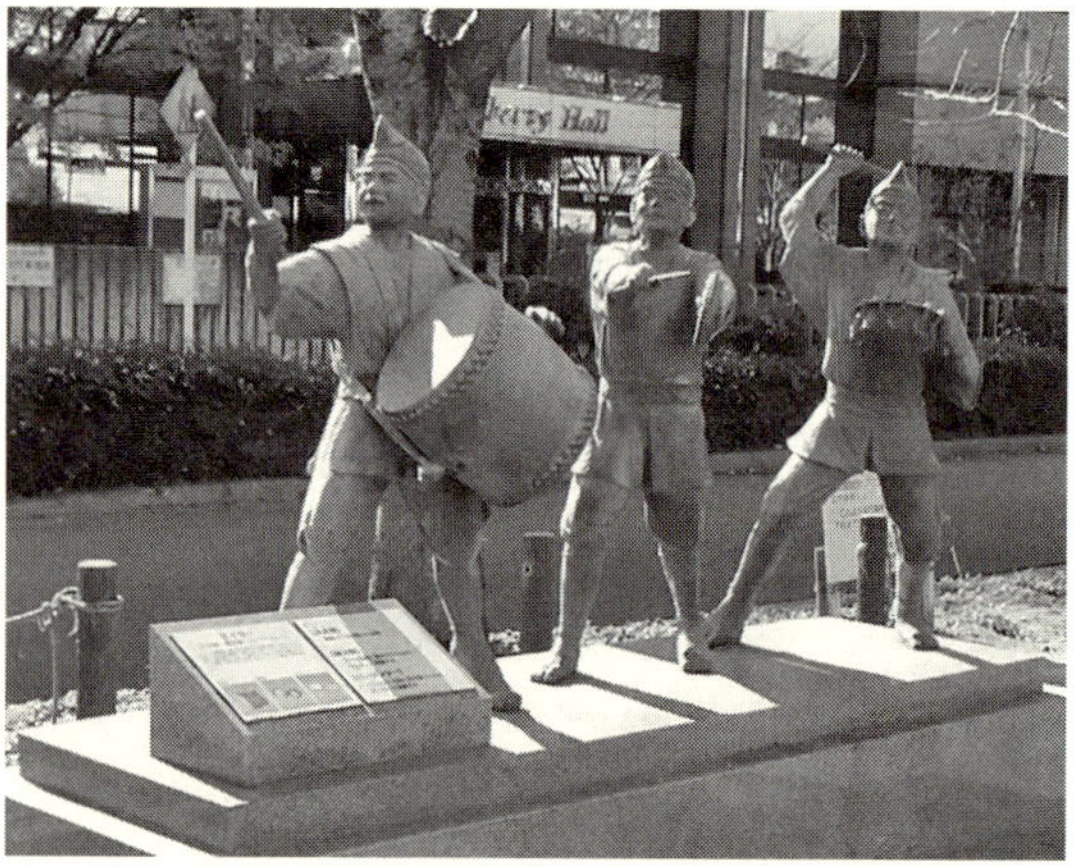

浪速神社近くのモニュメント（大阪市浪速区浪速西3）

自然の過剰な力（これが穢れの本体）を払って、秩序の世界に組み込む儀礼には、穢れに触れながらそれを清浄な状態に転換する能力をもった、キヨメ集団の働きがなければならないからです。

その後、木津の渡辺村には全国から原皮が集まるようになり、いろいろな皮革製品に加工されました。そして、江戸時代をつうじて、皮革製造とその卸業の中心として活気あふれた地でした。とくに太鼓はすぐれたものとして、全国的に有名なものとなりました。太鼓はこのような歴史のなかで作られ、広まっていきました。太鼓は、大地の霊を呼び覚ますための人類最古の楽器と考えると、太鼓とその制作者との関係はとても示唆に富んでいます。中沢新一さんの文章をそのまま引用しますと、

イカスリの霊を振るわせ、こちらの世界に引き出す古代の技術に巧みであった、坐摩神社の下級神官の末裔である渡辺村の人々のつくった太鼓が、とりわけすぐれた音色を発したのには、深いわけがある。大地の霊に忠実な生き方を選んだために、渡辺村の人々は社会的な差別を受けることになったが、大地的なものへの忠実さゆえに、彼らがつくりだす太鼓は、格別な妙音を発するのである。（「週刊現代」第53巻47号　85ページ　２０１１年）

太鼓の音の太古の響きとともに、２０１２年がよい年でありますように。

註：網野善彦著『日本の歴史をよみなおす（全）』（ちくま学芸文庫、２００５年）には、11世紀から12世紀に、ケガレの問題とキヨメの仕事にたずさわる人びとの集団がいかに現れてきたかが記載されています。13世紀の古文書には、キヨメは、清めの仕事を古くから行ってきた神仏のための大切な職能と書かれており、キヨメの仕事にたずさわる人びとは神人でした。中沢さんは、歴史学者の網野さんのこの研究をきっちりと踏まえていると思います。もともと、網野さんは中沢さんの叔父で、２人の交流は中沢新一著『僕の叔父さん　網野善彦』（集英社新書、２００４年）に、なつかしさがいっぱいの文章で書かれています。

（２０１２年1月）

アカルヒメ伝説

「週刊現代」という週刊誌に、中沢新一さんが「大阪アースダイバー」というお話を連載されていました。今回はその連載からアカルヒメについてのお話を紹介します。

5世紀頃、朝鮮半島の南端部には加耶《かや》または任那《にんな》という国があり、日本と深い関係をもっていました。そして、その頃から半島北部からの圧迫を逃れて、加耶の人々が、日本に移住してきました。この人々が祀っていた女神がアカルヒメ（赤留比売）またはシタテル（下照）という名前の神で、この女神を祀る神社はヒメコソ（比売許曽）と呼ばれました。この人々の大阪での上陸地点と推定されるのは、中央区の高津宮《こうづぐう》付近でした。そこから、上町台地を越えて、平野川がつくる扇状台地に広がっていきました。すなわち、今日の鶴橋の南東、以前猪飼野《いがいの》と呼ばれていた地域から、平《ひら》野《の》にかけてでした。村の中心に女神の杜《もり》を作りましたが、杜《もり》は森と同じで、古代コリア語でコソと言ったので、女神を祀る神社のある森をヒメコソと呼びました。

最初の上陸地点である高津宮にはヒメコソ神社があります。鶴橋には2つのヒメコソ神社がありますが、古い社地は今では産湯稲荷と呼ばれ、この名前には墓地と出産という2つの意味が含意されているそうです。さらに、平野にはアカルヒメ神社があるので、これらの神社から古代人の足跡が推察されます。

神話では、日の光に感精した女性が産んだ赤玉が美しい少女に化身し、成長して新羅の王子のアメノヒボコ（天之日矛）の妻、アカルヒメとなりました。ヒメはしばしばヒルメとも呼ばれ、漢字では「日妻」と書かれたことから、太陽の妻という意味になります。彼女は、ある日突然、自分の故郷はここではなく日本列島にあると言い出し、小舟に乗って、北九州を経て大阪に上陸したのでした。これがヒメコソ神社にいますアカルヒメの伝説です。高津宮のヒメコソ神社は別名「子授け神」とよばれ、太陽の輝きのみならず、死と性の主題も抱えこんでいることを、筆者の中沢さんは境内の高倉稲荷神社と陰陽石の具体的な描写で示しています。アカルヒメから、生命力があふれる女性が連想され、これが「大阪のおばちゃん」のイメージだと考えると興味が尽きません。

7世紀、新羅が半島を統一するまでの200年の間に、朝鮮半島南端部からおびただしい数の人々が日本に移住してきました。大阪では猪飼野、平野などに女神の神社を残したこの人たちの多くは、さまざまな技術を身につけていました。呪術装飾品である「玉」を作る細工人、たたら製鉄と鉄の道具造りに巧みな工人、すぐれた陶器を作る陶人、音楽家や芸人などです。たしかに、四天王寺の谷町筋を越えた西側は伶人《れいにん》町《ちょう》ですが、由来は四天王寺に雅楽を奉納する音楽家である伶人の町からきています。このように、ものづくりと芸能は大阪の古くからの伝統ということになります。

この女神の地、ものづくりと芸能の街、大阪について、猪飼野の歴史と文化を考える会編集の『ニッポン猪飼野ものがたり』（批評社、2011年）という本から、あじろ書林店主の足代健二郎さんの文章をネタに、三題噺としました。

松下幸之助（1894～1989）は和歌山で生まれ、9歳の時に大阪に出て丁稚となりました。その後22歳で、会社を辞め独立し、その頃住んでいた借家を工場に改造しました。この借家の地は、旧鶴橋町大字猪飼野字針球1399-1400、現在の東成区玉津2-1-14で、ここに「松下幸之助起業の地」の石碑がたっています。借家は2畳と4畳半の二間で、4畳半の半分を落として、土間にした、その土間が工場でした。この工場で松下式ソケットがつくられたのですが、松下電器起業の記念すべきこの第一号製品はまったく売れませんでした。しかし、その後事態は好転し、がんばり通して松下電器からパナソニックにつながっていきました。今日、世界のパナソニックがあるのは、この猪飼野の地に松下電器と取引をしながら支え合った多くの人々がいて、ものづくりの伝統が今でも続いているからなのでしょう。

太陽神を信仰した古代人のはるか末裔が、電灯を作らはりました。そら、明るいですわ。電灯が伝統で、「あかるいナショナル……」というコマーシャルソングのあかるいはアカルヒメに通じますわ……というのは駄洒落ですが。

道頓堀の食堂「くいだおれ」の看板で、電気仕掛け人形であったくいだおれ太郎は、1949年に猪飼野で生まれました。出生地は旧大阪市生野区猪飼野中1-22で、現在の大阪市生野区鶴橋5-6-4です。猪飼野の大衆食堂・西本のおばさんが、くいだおれ太郎が実家から車で門出と言いますか、搬出されるところを目撃していました。太郎は人形浄瑠璃の人形師、二代目由良亀が、くいだおれの創業者山田六郎の依頼を受けて制作したものです。二代目由良亀は時計の修理もしており、非常に器用な人として知られていましたが、モーターをはじめ必要な部品を猪飼野やその周囲の町工場から調達したのでしょう。ものづくりの精神が人形に生かされており、道頓堀名物として実際に活き活きと動いていました。

三題噺の最後は、女優・ファッションモデルのアン・ミカ（AHN MIKA 安実佳）さんです。猪飼野をふるさととする在日韓国人二世で1972年生まれです。中学から高校の約6年間、新聞配達をがんばって続け、府立住吉高校在学中からモデルとして活動していましたが、卒業後単身パリに移住し、1983年にはパリコレクションに初出演しました。その後幅広く活躍されていましたが、2001年に父親を亡くしました。遺骨を埋葬するために故郷の済州島を訪れましたが、祖母と会話ができなかったことにショックをうけ、翌年1年間モデルの仕事を休んで、ソウルの延生大学校韓国語学堂に留学しました。韓国観光名誉広報大使に選ばれ、日韓、韓日の架け橋になろうという想いが感じられる、そして、とても気さくな人だそうです。まさにはまり役といいましょうか、2006年の四天王寺ワッソでは、アンちゃんことアン・ミカさんはヒロインの「アカルヒメ」役を務めました。彼女のイメージが古代のアカルヒメのイメージと重なり、はるか大阪の原風景が背景に浮かんでくるかのようです。

（2012年3月）

芸能・芸術の神

大震災以降、大きな災いから立ち直るためには、経済的なことも重要ですが、同時に、芸能・芸術の力も欠かせないという思いが強くなりました。服部幸雄さんの『宿神論—日本芸能民信仰の研究』（岩波書店、2009年）が、まさにこのことについて取り扱っているように思いましたので、以下に紹介します。

　俊徳丸は謡曲の弱法師、歌舞伎の摂州合邦辻、説教節のしんとく丸に登場する人物で、近鉄俊徳道駅などに名前が残っています。説教節では、河内の国、高安の信吉長者の子しんとく丸は美しくて利発な若者でしたが、自分の子どもを跡継ぎにしようとした継母によって呪いをかけられてしまいました。しんとく丸は盲目となり重い病に冒され、四天王寺引声堂の背後である後戸の縁の下で、蓑と笠をかぶって忌み籠もり、うずくまっていました。しんとく丸には、乙姫という婚約者がいましたが、彼女は、しんとく丸の絶望的な不幸にもかかわらず、意を決して巡礼の姿となり、各地に探し求めた末に、ついに四天王寺引声堂で、しんとく丸を発見しました。

　乙姫が、「鰐口ちゃうど打ち鳴らし、願わくは夫のしんとく丸に、尋ねあわせてたまはれ」と深く祈誓すると、後戸から弱々しい声が聞こえたので、乙姫は縁の下に飛んで降りて、「後戸にまはり、蓑と

笠をうばいとり、さしうつむいてみたまへは、しんとく丸にておわします」（原文の表記を一部変更）

しんとく丸は、乙姫の一途な祈りにより生命の浄化と蘇生をはたしましたが、筆者の服部さんは、その場所が引声堂の背後である後戸の縁の下であったことに注目しています。古い時代の猿楽が寺院の後戸で演じられたということもありました。源頼朝伝説では、頼朝が観音堂の後堂の縁板を踏みならして、後堂の神を発動させ、源氏守護の神威を身につけたとされています。後戸は特別な場所で、何か神秘的な神、秘してその強力な霊の発動を懼れなければならないとされる神が祀られていたのではなかろうか。その秘仏（秘神）が摩多羅神《まだらじん》で、しんとく丸の浄化と再生は、摩多羅神の力に助けられたのだと解釈されます。

さて、ではこの摩多羅神とは、どのような神なのでしょうか。摩多羅神は、芸能神としての性格をもつが、秘仏（秘神）とされたので、記録がほとんど残っていません。秘仏といえば、東大寺二月堂のお水取り（修二会）に当たって、後堂から前面に移される小観音も厨子に納められ、秘仏中の秘仏とされ、誰も本体を見たものはありません。摩多羅神も神威が強大であることを恐れられ、秘密の中におかれました。服部さんは、中世の猿楽芸能者たちが崇敬し、畏怖した守護神が宿神という神であり、宿神が摩多羅神であることを詳述しています。摩多羅神は反中央的な性格をもつ外来神で、五穀豊穣、怨霊調伏、息災延命などあらゆる現世利益を約束する神威強大な神でした。猿楽芸能者は、この神を密かに伝え、呪術的職能を担いました。また、宿神＝摩多羅神は「翁」でもあるとされ、翁の面を着て立ち現れて舞うとき、猿楽芸能者は実は宿神＝摩多羅神そのものでした。『八帖花伝書』には、「これ、申楽の奥々秘事なり。秘密を、是に極まりたる義也。これは、恐ろしき子細ども多し」「素人などには、伝ふべからず」と記され、翁を演じるにあたっては、一座最長老の者に限って舞う資格を与えていました。

摩多羅神の由来について、中沢新一さんは『精霊の王』（講談社、２００３年）という本の中で、摩多羅神はインド密教のマカラ天（大黒天）であり、またダキニ天である。カンニバル（人食い）としての特徴を持っていると書いています。つまり、古い自我を食べつくして、人のたましいを新しい次元に解放する力があります。また、思考の秩序におさまることができない過剰な自然力を、人の生活に豊かさと幸福をもたらす柔和な力に転換する働きをします。摩多羅神の図像では、摩多羅神の前の2人の童子が持つ茗荷が煩悩をあらわし、笹が悟りを表します。摩多羅神が持つ鼓が、煩悩を悟りに転換する力を象徴しているのではないでしょうか。このような考えは、仏教が生まれるはるか以前からの思考だと、中沢さんは考えています。

芸能を芸術にまで広げて考えてみると、すぐれた芸術家は、人間存在のいわば根源というべきものに触れています。しかし、到達した人間存在の本質を表現するとしても、一部は、その生々しさや誤解を招くおそれのため、隠しておくこともあると思います。人間存在には、災害、人の臨終場面、出産、狂気なども含みますので、芸術家は1つまちがえば狂気に捕らわれて立ち直れないこともあります。何人の芸術家が自死を選んだか。芸術は、生命の浄化と蘇生に欠かせないが、芸術家は、生命のマグマにも触れるような、いわば活火山の噴火口に降りていくような危険性もあわせてもっています。信頼できる指導者につくこと、常に自分の力量を自覚しながら、日々の研鑽を怠らないことが必要です。そして、ある種の懼れや謙虚さに到達するのではなかろうか。比喩的に言えば、ある日、常に研鑽を怠らないでいる芸能者・芸術家に、芸能・芸術の神が訪れることがある。そして訪れた芸能・芸術の神に助けられて、多くの人が災いから立ち直れる力を得ると考えたいのです。

四天王寺の境内には重層された歴史が隠されています。引声堂は、西門と石鳥居の間にありましたが、現在は残っていません。先日、引声堂があったあたりを歩きましたが、私には宿神＝摩多羅神＝翁の気配は感じませんでした。芸術家の皆様、次はごいっしょしてください。

（2012年5月）

四天王寺

四天王寺には、古くから次のようなお話が伝わっています。聖徳太子、蘇我氏との合戦で敗死した物部守屋の怨魂が啄木鳥《きつつき》となって来襲し、つついたために、四天王寺の堂塔は多大の損傷を受けました。そこで聖徳太子が白い鷹となって、啄木鳥を追い払ったというお話です。そのため、四天王寺金堂東側の破風、緑色の欄間のかたわらに、今でも鷹の止まり木を設けています。その鷹の止まり木から見下ろす位置、塀で囲まれた聖霊院の北東隅に物部守屋を祀る朱塗りの守屋祠があります。この寺域は、毎月21日（お大師さん）、22日（お太子さん）の縁日にのみ公開され、しかもこの寺域の一番奥にあります。訪れる人の目につかない守屋祠のことを知る人は少ないのですが、私にとっては、物部氏に興味をもつきっかけとなりました。

このお話を知ったのは、谷川健一さんの『四天王寺の鷹－謎の秦氏と物部氏を追って』（河出書房新社　2006年）からでした。ところで、物部守屋に仕えた者のうち、守屋の敗死後、四天王寺の奴婢となった人々がいたのですが、なんとその末裔が1400年余の時を経て、今でも公人《くにん》として、四天王寺でいろいろな仕事についていることも驚きでした。その中の公人長者はとくに四天王寺の大祭の聖霊会に欠かせない役割を担っています。公人長者の一人、玉野節雄さんと玉野家は、先祖の物部守屋、そしてその祖神のニギハヤヒの子孫であることを非常な誇りとしていると書いてありました。日本の古代史では、物部氏の祖先のニギハヤヒは神武東征の軍に敗れ、その後、物部氏は蘇我氏との戦いに敗れ、権力の座から転落しました。そして、2度敗れた物部氏は、その後の正史としての歴史上では、敗者として無視されました。しかし、神武東征以前からこの島国で活躍していた物部氏の足跡は全国各地に今でも残っていることを、谷川さんは具体的で綿密なフィールド調査で示しています。うわべの勝者の歴史ではなく、敗者の歴史をたどらなければ、その時代に生きていた人を理解できないでしょう。谷川さんは四天王寺に、弱者、落伍者、敗者へのいたわりを感じたと書いています。

敗者の歴史と言えば、山口昌男さんの『「挫折」の昭和史』（岩波書店　1995年）、『「敗者」の精神史』（岩波書店　1995年）が秀逸でした。2冊合わせると1000ページを超えますが、広範囲な領域にわたるさまざまな話題を、一つ一つ感心しながら読みました。

『「敗者」の精神史』の中のお話ですが、童謡の「赤い靴」（大正10年、野口雨情）の背景を取りあげています。

赤い靴　はいてた　女の子
異人さんに　つれられて　行っちゃった

この「赤い靴はいてた女の子」には実在のモデルがいたというのが定説で、「佐野きみ」という女の子です。母は明治17年、静岡県に生まれた「岩崎かよ」。「かよ」は山梨県甲府市の宿屋に奉公に出され、17歳の時に身籠もったまま静岡県にもどり、父がわからないまま、「きみ」を出産しました。その後「かよ」は北海道に渡りましたが、貧困のなか、3歳の「きみ」はアメリカ人牧師、ヒューエット夫妻、「異人さん」に引き取られました。「きみ」は「異人さんに連れられて行っ」てしまったわけではなく、後年の北海道テレビの調査で、9歳の時に東京港区の永坂孤児院で世を去っていたことが判明しました。一方、「かよ」は社会主義者で詩人の鈴木志郎と結婚し、札幌で一軒の家を新聞記者の野口雨情一家と共同で借りて、半分に仕切って住みました。「かよ」が雨情に、アメリカ人牧師夫妻に託した娘「きみ」ことを話したのはこの頃で、後、大正10年に雨情が童謡の「赤い靴」として世に出しました。「かよ」一家は夕張炭坑で働いた後、樺太に渡り、20年間をすごしました。敗戦後北海道に引き揚げてきた「かよ」は、「きみ」のその後をいつまでも心にかけながら、おそらくは、アメリカ人牧師に連れられてアメリカに渡ったと最後まで信じながら、昭和23年に60歳で他界しました。なんとも悲しいお話ですが、時代の潜在的な主題を唱っていると山口さんは考えています。理想をもっていくら懸命に働いても貧困から抜け出せない境遇におかれた者にとって、生きる意味とは。

山口さんは『「敗者」の精神史』の結びにかえてで

> 第二次大戦に敗れた日本人の中からこの敗者の視点が出て来なかったのは不思議という外はない。勝者に自己同一化し、こっそりと藩閥政府が作りあげたヒエラルヒーを温存するための組織を復活し、がむしゃらに突っ走り、破綻をきたしたのが今日の日本人の姿である。

と書いています。また、『「挫折」の昭和史』のあとがきで、

> 秩序に対しても、人に対しても、自然及び環境に対して開かれた状態に置いて置く精神の技術こそ、薩長中心の幕藩体制に飼いならされて来た近代の日本の人々の最も不得意な、あるいは全く欠如していたものと言える。今日、日本出身の人間たちはこうした欠陥の故に、国内においても国外においても、その柔軟性の欠如の故に、至るところで行きづまりの状態に達している。昭和モダニズムも含めて、日本近代で一度政治的に敗北したか、あるいは近代の隊列から横へ足を踏み出した人物の中に、日本人の生き方のもう一つの可能性を探り出せる鍵が秘められているのではないか。

とも書いています。日本人といっても東京に住む東日本人にとってはたしかにそうなのでしょうが、秩序に対しても、人に対しても、自然および環境に対して開かれた状態に置いておく精神というのは、もともと大阪に住んでいて、権力志向が少ない人にとっては、普通の姿ではなかろうかとも思います。大阪の四天王寺は物部守屋も守屋祠で祀っています。物部氏の祖神のニギハヤヒと言いますと、石切さんで知られる、石《いし》

切劔箭神社《きりつるぎやじんじゃ》の祭神です。大阪の人々によく知られている、四天王寺さんも石切さんも、ある意味では敗者を祀っていることになります。大阪にはもともと敗者の神様がいて、挫折を経験した人々に生きる力を与えているのではないでしょうか。もともと無理に勝負せんでもええし、勝負しても、勝つこともあれば負けることもありますわな。

石切さんの参道の非日常的で雑多な雰囲気、四天王寺さんの亀ノ池や亀井堂。子どもの頃の原風景として、今でもなつかしい記憶として残っています。

（２０１２年7月）

夏のキャンプにて

２０１２年8月24日（金）から26日（日）まで、大阪府泉南郡岬町にある大阪府立青少年海洋センターに行ってきました。喘息の児童・生徒のための野外活動でした。昼はまだまだ焼け付くような夏の日差しでしたが、海水浴などの海のプログラムに、子どもたちは元気な歓声をあげていました。夜は、キャンプファイアーでした。私は火の神様役といっても、薪に火をつける係なのですが、白いギリシャ風の衣装をまとって（看護師さんたちに白いシーツをそれらしく巻き付けられて）、火のついたトーチを掲げて登場しました。今年はロンドンでオリンピックがあったので、オリンピックの聖火を分けてもらってきて、ロンドンからどこでもドアーでやってきたということにしました。

卵、牛乳、小麦などの「食物アレルギー」をもつ子どもの参加も受け入れているのが特色で、参加32名中13名が食物アレルギーをもっていました。海洋センターの栄養士さんは、この7年間同じ人で、上手に禁忌の食材を使わない食事をアレンジしてくれました。

食物アレルギーがおこる機序については、まだまだよくわかっていないことが多く、勉強すればするほど迷宮の奥深くに迷い込んでしまうようでもあります。乳幼児の食物アレルギーでは、アレルギーの症状をおこすことがはっきりとわかっている食材を必要最小限除去することが標準的な治療法になっています。このことによって、食物アレルギーを持つ乳幼児の多くは、そのうちに食べられるようになっていきます。一方、一般的ではないもののアレルギーの症状をおこす食材を、アレルギー症状をおこさない程度の少量からゆっくりと少しずつ増量して食べさせて慣らしていったほうがよいという考えもあります。最近のある論文では、5歳から11歳の卵アレルギーの子どもでは、食べないよりも少しずつ食べたほうが、早く普通に食べられるようになったと報告されていました（N Engl J Med 2012; 367: 233-43.）。

最重症の場合は、入院して、食物アレルギーをおこす食材を、アレルギー症状をおこさない程度の少量から、毎日複数回、毎回少しずつ増量しながら食べて、食べられるようになることをめざす急速経口免疫療法という治療も、かぎられた施設で試みられていますが、まだ研究段階です。また、急速経口免疫療法で、以前アレルギー症状が出た食材を食べられるようになったといっても、ほぼ毎日食べているから何事もないのであって、2週間完全に食べないようにして、2週間後に再び食べるとアレルギー症状をおこすことがあり、食べられるようになったことイコール完全に治ったのではありません。夏の夜空に舞い上がるキャンプファイアーの炎を眺めながら、食物アレルギーという迷宮に入っていって、問題を解決する方法に思いをはせていました。

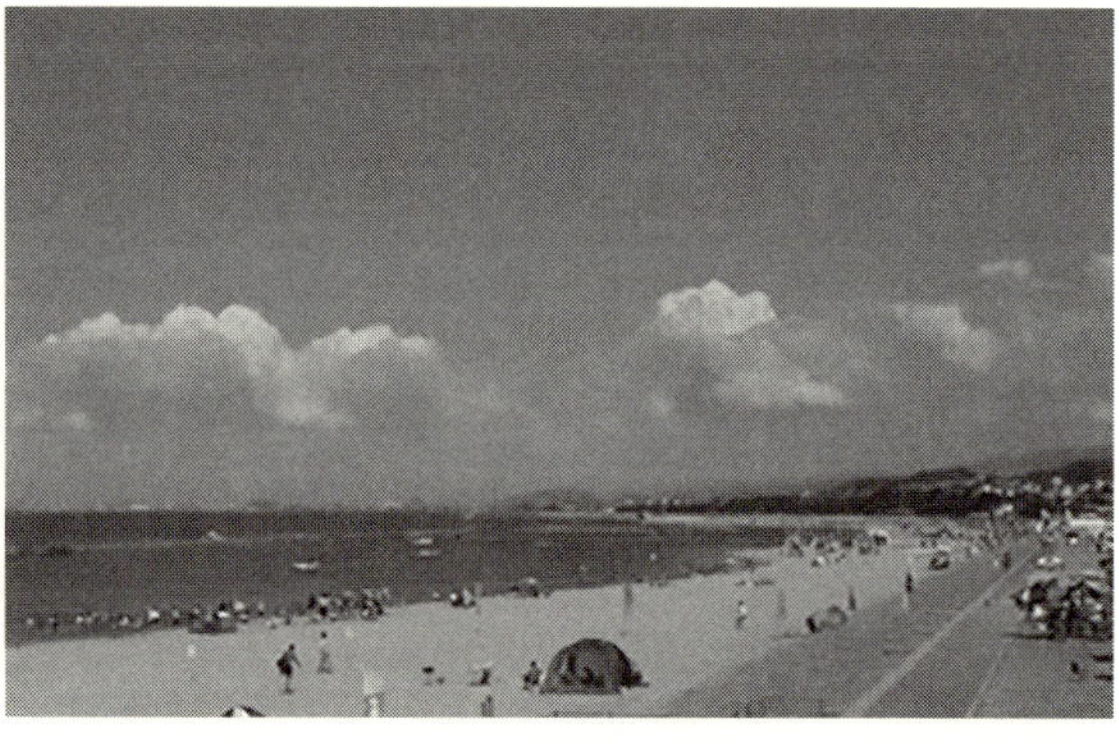

ギリシャ風の火の神様役をしましたので、ギリシャ神話風にたとえると、迷宮の王ミノスの娘、アリアドネは、アレルギーなる迷宮の奥に怪物をさぐろうとするテセウスを愛し、帰り道に迷わないようにと糸を渡しました。研究者にとっては、この「アリアドネからの糸」を忘れないようにすることが大切だと思います。

（2012年9月）

善きサマリア人

以前、東京に行く新幹線の車中、たしか熱海をすぎたあたりで急病人が出たとドクターコールがありました。私がかけつけた時、その人は激しい頭痛で苦しんでおられましたので、最寄りの駅での臨時停車とその駅への救急車の出動を要請しました。車掌さんは要請したことを復唱して、すぐに新幹線総局に連絡し、臨時停車の許可を取り、決定事項をすぐ報告に来られました。列車は、臨時停車による後続車への影響を考え、一時的にスピードをあげたのち、まもなく臨時停車駅のホームに滑り込みました。車掌さん2人が手動でドアを開けると、ホームには救急隊員が待機していて、急病の人は救急隊員が引き継いでくれました。車掌さんの的確できびきびとした対応に感心しました。後日、車掌所の責任者から、急病人はよくなって喜んでおられましたと、ていねいな礼状が届きました。

苦しんでいる人に居合わせた時、何かできることはないだろうかと思うのですが、いくら善意で行っても結果が悪ければ損害賠償をおこされる可能性もあるとして、大きい声では言えないが、通りすがりではしらないふりをするほうが……、なにせ昨今では……という声も聞こえてきます。この話をするのは、最近食物アレルギーの子どもが増加しており、食物アレルギーの激しい症状、アナフィラキシーがおこった時の自己注射薬、エピペンが普及してきたからです。エピペンは患者さんや、その保護者が自己注射する薬です。学校給食の時間に、食物アレルギーの激しい症状が起こった場合に、学校の先生がエピペンを子どもが自分で打てない時に、打ってもいいものでしょうか。

エピペンが発売された頃、学校では、いくら人命救助といっても医療職でない教職員がエピペンを打つという医療行為を行うことは医師法違反になるので、打ちたくても打てないという対応をされました。自己注射が認められている薬を、子ども本人に代わってその場に居合わせた教職員が、本人が注射できない状態の時に注射しても医師法違反になるのでしょうか。この問題は、文部科学省スポーツ・青少年学校健康教育課長から医政局医事課長宛に「医師法第17条の解釈について」の照会という形でされました。平成21年7月6日に「その場に居合わせた教職員が、本人が注射できない場合、本人に代わって注射することは、反復継続する意図がないと認められるため医師法違反にならない」と回答されたので、医師法違反にはなりません。

アメリカやカナダでは善きサマリア人の法というのがあって、「災難に遭ったり急病になったりした人などを救うために無償で善意の行動をとった場合、良識的かつ誠実にその人ができることをしたのなら、たとえ失敗してもその結果につき責任を問われない」とされています。わが国では同様の法律がないので、善意の行為であっても、結果が悪ければ、後日損害賠償の訴訟を起こされる可能性がないとは言えないそうです。

善きサマリア人というのは、新約聖書、ルカによる福音書10章にみられますので、29節から37節を引用します。

29 しかし、彼は自分を正当化しようとして、「で
は、わたしの隣人とはだれですか」と言った。30
イエスはお答えになった。「ある人がエルサレムか
らエリコへ下って行く途中、追いはぎに襲われた。
追いはぎはその人の服をはぎ取り、殴りつけ、半
殺しにしたまま立ち去った。31 ある祭司がたまた
まその道を下って来たが、その人を見ると、道の向

こう側を通って行った。32 同じように、レビ人もその場所にやって来たが、その人を見ると、道の向こう側を通って行った。33 ところが、旅をしていたあるサマリア人は、そばに来ると、その人を見て憐れに思い、34 近寄って傷に油とぶどう酒を注ぎ、包帯をして、自分のろばに乗せ、宿屋に連れて行って介抱した。35 そして、翌日になると、デナリオン銀貨二枚を取り出し、宿屋の主人に渡して言った。『この人を介抱してください。費用がもっとかかったら、帰りがけに払います。』36 さて、あなたはこの三人の中で、だれが追いはぎに襲われた人の隣人になったと思うか。」37 律法の専門家は言った。「その人を助けた人です。」そこで、イエスは言われた。「行って、あなたも同じようにしなさい。」

（新共同訳による）

子どもたちのことを思って、全国各地でボランティアの多くの人々が、さまざまな活動しています。一部ではルカによる福音書のある祭司さんを連想するようなこともありますが、善きサマリア人について、多くの人の理解と支持がありますように。

註：1954年版の口語訳新訳聖書なら、ネット上で全文閲覧できます。新共同訳の新約聖書は文春新書の2冊本になっています。スマートフォンアプリにもなっており、携帯と検索にたいへん便利です。

（2012年11月）

食べるべきか、食べざるべきか、それが問題だ

2012年12月25日、クリスマスの日、高知新聞の社説は「食物アレルギー、社会で理解と対策推進を」という見出しでした。東京都の小学校で、12月20日、乳製品にアレルギーのある5年生の女児が、給食の後

に亡くなったという報道をとりあげていました。この日は給食にチーズ入りのチヂミが出ていました。小学校では、この女児のアレルギーを把握しており、事故当日も個別にチーズを抜いたチヂミを出していましたが、結果として悲劇は防げませんでした。それは、女児がおかわりをしてチーズ入りを食べた可能性があるからで、その結果、アレルギー反応によるショック死をおこしたのではと報道されました。社説では、子どもたちの食物アレルギーは増え続けていて、東京都が5年ごとに実施している3歳児の調査では、２００９年は14％であり、10年間で倍増していることも紹介し、社会全体での理解と対策推進の必要性を論じていました。

食物アレルギーの治療としては、原因となっている食物をみつけて、その食物を除去することが基本となっています。食物除去は必要最小限にして、成長により、食べられるようになるのを待つ。この場合、除去をどこまで厳密にするか。除去の期間、また、除去といっても少しずつ食べる量を増やしていくのかどうか、そしてその方法は、危険性はといった問題があります。今、じわじわと少しずつ食べるべきか、いや、現時点ではまだ食べざるべきであるかはケースバイケースですので、主治医とよくご相談くださいということになります。

小児科医の伊藤節子先生は、『乳幼児の食物アレルギー』（診断と治療社）という医療関係者向けの本を２０１２年９月に出版されました。伊藤先生が同志社女子大学生活科学部食物栄養科学科教授になられたのは２０００年ですが、それ以前、その後の研究成果がぎっしり詰まっていました。この本では、食事療法の実際について、卵などの食物のアレルゲン（アレルギーを引き起こす原因となるもの）の評価方法と低アレルゲン化の方法の実際について、具体例を示していますので、たいへん参考になります。卵では、加熱による低アレルゲン化、加熱凝固による低アレルゲン化に加えて、副材料の影響があること。卵と小麦粉を使用した自家製の焼き菓子とパンでは、小麦粉の量が多くなるほど、卵アレルギーを引き起こす原因物質の量が低下します。卵を食べるとアレルギーの症状が出る児であっても、卵微量入りのパンを食べられることがあるのはこのためです。

　ところで、子どものアレルギーはなぜ増えているのでしょうか。免疫学者の多田富雄先生（1934～2010）は大佛次郎賞を受けた『免疫の意味論』（青土社　1993年）の中で、このことについて、第八章「アレルギーの時代　あるいは相互拒否の論理」と一つの章を設けて論じています。先生は、子どもの鼻や喉の感染症の変化に注目しています。かつて、子どもは洟垂れ小僧であった。その洟の中には多数の細菌がおり、その細菌に対して、生体は免疫グロブリンGを中心とした免疫反応を行っていた。この場合、アレルギーを引き起こす免疫グロブリンEの産生は抑えられる。ところが、近年、衛生状態の改善と抗生物質の普及により、鼻と喉から雑菌が駆逐された結果、無菌状態でも強く起こる免疫グロブリンEの産生が高まったのではないかと推察されています。免疫系は、環境にいる微生物とのたえ間ない戦いのなかで発達してきました。

　細菌やウイルスの進入をあるボーダーラインで抑え、微妙な共存関係を作り出すというのが免疫の働きである。その共存関係が急速に崩されていった。先進国は、人類始まって以来の無菌に近い状態となった。あとに残った論理は共存の拒否である。

（『免疫の意味論』163ページ）

人が環境を一方的に支配するのではなく、共存関係を作っていけますように。

（2013年1月）

敗者の力

２０１３年１月から始まったＮＨＫのドラマ「八重の桜」を見ていて、主人公八重の兄、山本覚馬のことが気になりました。以前にどこかで読んだことがあったのではと本棚を捜すと、ありました。山口昌男『「敗者」の精神史』（岩波書店、１９９５年）の第５章が「敗者たちの生き方」で、そこに「山本覚馬とその周辺」という小見出しで、覚馬のことが記載されていました。

維新後、遷都の際、京都の能力ある人士はあげて東京に移ったあと、京都は人材という点ではまったく空虚になってしまった。このとき京都を再建し、西欧的近代化に適応するのを助けたのは、外ならぬ敗者の会津藩の生き残り、山本覚馬であった。
（『「敗者」の精神史』１８４ページ）

１８２８年生まれの山本覚馬は、１８５３年に江戸に出て砲術の研究をするとともに、佐久間象山、勝海舟について兵学も学びました。29歳で会津に帰郷し、新設の蘭学所にて子弟の教授にあたっていましたが、１８６２年に、藩主松平容保《かたもり》が京都守護職に任ぜられましたので京都詰めとなりました。覚馬は、鳥羽伏見の戦の際に、朝敵として捕らえられ、薩摩屋敷に幽閉されてしまいましたが、薩摩藩の扱いは丁重でした。当時、覚馬はすでに失明していましたが、将来の日本のあるべき姿についての自分の意見を口述筆記させ、「管見」と題して薩摩公に呈しました。その西郷隆盛たちを敬服させた内容について、山口昌男さんは、ほとんど２００年の先を見ていたと書いています。

１８６９年（明治２年）に釈放された覚馬は、翌年に京都府の顧問的存在として挙用されました。覚馬はよく学び、よき助言者に囲まれていました。明石博高、西周、神田孝平と親交を結び、英米独仏人ともたえず交流していました。覚馬の助言、指示によって開設されたのは、京都府中学、製革場、勧業場、養蚕場、牧畜場、府立療病院、精神病院、図書館、活版印刷所、物産引立所、化学研究所、模範薬局、紡績工場、博物館、などがあげられます。

　覚馬の妹八重は、戊辰戦争、鶴ヶ城籠城戦の銃を持っての戦いがＮＨＫのドラマ「八重の桜」で有名になりました。その時に身につけた着物と袴は、討ち死にした弟三郎の形見の装束で、弟の敵《かたき》をとらねばならぬという気持ちで男装したのでした。その後八重は、１８７１年（明治4年）に母と11歳の姪をともなって、京都に来ましたが、後に当時の西日本で最初の女子教育機関「女紅場」（後の府立第一高等女学校）の副舎長兼教導となりました。

　覚馬は１８７５年（明治8年）に新島襄と出会い、大阪に英学校を創ろうとしている新島を説きふせて京都につくるように仕向け、新島に今出川の自分の土地を格安で提供すると申し出ました。この地が現在の同志社大学今出川キャンパスとなっています。そして、新島襄は大阪を引き払って京都に移り、山本覚馬家に同居して、設立準備に没頭しました。そんなある日、井戸に腰をかけて裁縫をしている八重の姿に心を引かれたのでした。そして、翌１８７６年（明治9年）に襄は八重と結婚しましたが、その後の夫婦仲はとてもよかったと伝えられています。１８９０年（明治23年）に襄は46歳で亡くなりましたので、結婚期間は14年間でした。新島邸にある襄の書斎は、その後42年間、八重が死ぬまでそのままの状態におかれていました。２年後の92年に同志社臨時総長であった覚馬も64歳で他界しましたが、京都には、大学、学生が多く、中央政治からの独立性、先進性、国際性を伝統とともに感じるのは、このような背景があったからだと思います。

　戊辰戦争で敗れた諸藩出身の人物は、藩閥、軍閥の階層秩序から排除されました。この敗者の視点から教育をみると、今まで見えていなかった風景が広がっていくことを感じます。「米百俵」という言葉に何を連想しますでしょうか。戊辰戦争の敗者長岡藩の経済的な窮状を察した、支藩、三根山藩士が長岡藩士に見舞いとして1870年（明治3年）に「米百俵」を送ってきた時、藩の大参事小林虎三郎は、この百俵で学校を新築し、必要な書籍、器機などを購入し、学校の組織を改良拡張することとしました。虎三郎の「食われざるが故に教育するのである」という言葉は、敗者の精神と教育に寄せる想いを的確に表現していると思います。

近代日本の出版社についても、多くは戊辰戦争で敗れた諸藩から出現しました。明治時代の出版界に君臨した博文館の創始者、大橋佐平も長岡藩の出身でした。佐平は1887年（明治20年）に博文館を創業し、藩閥と関係なく人材を登用して、いわば明治の「文化産業」を興しおおいに活躍しました。しかし、尾崎紅葉の『金色夜叉』の登場人物のモデルと言われている、佐平の子、二代目社長の新太郎は、自身のスキャンダルを抱え、質のよい執筆者を遠ざけたと言われています。新太郎の長男、三代目社長は出版に対する熱意が皆無で、博文館は以後すっかり衰退しました。負け藩の気概は、三代目社長には伝わらなかったようです。現在、博文館新社が以前からのヒット商品、博文館日記を出版しています。

こう敗者の精神史をたどっていく中で、自分が高校生だった1967～70年（昭和42～45年）頃、先生の多くが第二次大戦の敗戦を経験していることを想いました。先生たちの一部には、「食われざるが故に教育するのである」という敗者の気概があったのではないかと想像したくなりました。大阪府立高津高校で日本史を習った松原真理子先生のことはよく覚えています。歴史をみる複数の視点の呈示、見方がちがうとどう見えるか。歴史学者の間で複数の学説がある時は、どちらも紹介されていて、毎回、とても知的なおもしろさを感じました。今となっては、第二次大戦が終わった昭和20年に二十歳を迎えた松原先生については、ホームページ上のわずかな情報しか得られません。

彼女には一貫して「正論」や直線的なものへの批評がある。そしてはみだしもの、落ちこぼれ、所有することができないもの、あるいは所有しようと

しないものへ眼が向けられている。（松岡昭宏さんのホームページより）
クラスメートから小説を書いておられると聞いていました。小説集『トルコ石の女たち』の松原先生は、１９８８年（昭和63年）に急死されましたが、先生の精神は受け継いでいきたいと思っています。

（２０１３年3月）

諭吉のいた大阪

ＮＨＫのドラマ「八重の桜」を見ていて、その時代に生きた人々に興味を持ち、ところで、その頃福沢諭吉はどうしていたのだろうかと想いました。天保5年（１８３５年）に諭吉が生まれた場所は現在の大阪市福島区1丁目で、当時は中津藩の蔵屋敷がありました。現在はほたるまちと呼ばれていますが、１９８０年代は阪大病院がありました。その頃私は、田蓑橋北詰から玉江橋北詰にかけて堂島川沿いにあった阪大病院職員用駐車場に、早朝に車をとめて、福沢諭吉誕生地の記念碑をみながら阪大病院小児科に通勤していました。また、諭吉は適塾の塾長でもあったので、いわば阪大の大先輩と思っていました。

ということで、連休中に諭吉の『福翁自伝』を読み返してみました。諭吉は、幕末から明治維新の頃の政治的な立場としては、「その時に私は少しも政治上に関係しない」と書いていますし、また仕官をきらうことも詳述しています。「独立の手本を示さんとす」という小見出しも自分で付けていますし、まさに、自由、独立の人でした。

ところが、政治上に関係しないと言っても、開国文明論を主張するだけで、襲撃暗殺される時代でした。「唯怖くて堪らぬのは襲撃暗殺の一事です」と記しています。福沢家自宅の押し入れには揚げ板を設けていて、襲撃された時に、押し入れから床下に逃げられるように普請をしてありました。明治6‐7年頃までの諭吉は、夜間は決して外出せず、旅行をする時も姓名を偽りました。それでも、暗殺されそうになり、あわやというところで偶然にも助かったこともあり、洋学をするのは命がけであったことがよくわかります。

諭吉を代表する著作は『文明論之概略』だと思いますが、以前に読んで、筆者の精神的な気力と思索力にすっかり感服しました。さすが福沢先生、はるか未来をみています。解説本としては、岩波新書から全3冊で丸山真男著『文明論之概略を読む』（1986年）がでています。その一方、『福翁自伝』は口述筆記したもので、講談の名調子がありたいへん読みやすく、おもしろいエピソードも満載の本です。

諭吉の適塾での猛勉強ぶりも素敵なのですが、緒方の塾風の章に、塾中の奇談として伝えている、江戸から来た手塚という書生の話を紹介します。手塚は徳川家の藩医の子で、親の拝領した葵の紋付きを着て見栄があって立派な男でしたが、北の新地に出入りして、遊女と遊んでいました。そこで諭吉が意見をして、約束を守らないと坊主にするという証文までとって、勉強に専念するようにと言うと、本当に遊びに行かず勉強ばかりになりました。あまりにも品行方正で、真面目に勉強をするのがおもしろくないというのはけしからん話なのですが、諭吉はまわりの3人に相談して、悪戯をしました。手塚の馴染みの遊女の名前がわかっていたので、一つ贋の手紙を書いてやろうと、また遊びにきてほしいというような遊女の文章を諭吉が考え、長州の松岡勇記がお家流の女性らしい書体で手紙をしたためました。さらに高橋順益の思いつきで、宛名の手塚様をわざと鉄川様と書いて、玄関の取り次ぎをする書生を言い含めて、「鉄川という人は塾中にない、たぶん手塚君のことと思うから持ってきた」と言って取り次ぎから手塚に渡しました。さすがに諭吉の文才と言いましょうか贋手紙がよくできていて、はたして2、3日後に、だまされた手塚は北新地に出かけて行きました。これはうまくいったと、諭吉は帰ってくるのを待っていて、翌朝帰ってきたところを捕まえ、鋏を持って約束をやぶったから坊主にすると迫り

郵便はがき

52円切手を
お貼りください

〒530-0043

大阪市北区天満2丁目1－19
高島ビル2F

せせらぎ出版 行

お名前 （ふりがな）	（男・女） （　　歳）		
ご住所	〒 （お電話　　　　　　）		
メール アドレス		ご職業	
お買上 書店名	市 町村　　　　書店		小社から直接

愛読者カード

ご購読ありがとうございました。まことにお手数ですがご記入のうえ、ご返送ください。今後の出版企画の参考にさせていただくとともに、新刊案内などをお送りさせていただきます。

書名　**小児科医のアナムネーシス**

● 本書をどこでお知りになりましたか

1．書店の店頭で見て
2．紹介記事・書評等を見て（紙・誌名　　　　　　　　　）
3．新聞・雑誌の広告を見て（紙・誌名　　　　　　　　　）
4．人にすすめられて
5．インターネットで
6．その他（　　　　　　　　　　　　　　　　　　　　　）

● 本書のご感想をおきかせください

● 今後の出版企画について、ご希望をおきかせください

*いただいたご感想は、新聞･広告･ホームページ等で匿名で掲載させていただくことがございます。あらかじめご了承ください。

ました。手塚は真面目になって、手を合わせて拝んで許しを請うところに、打ち合わせ通りに共謀者中から仲裁人が出てきて、まあまあと、最後には坊主にする代わりに酒や鶏を買わして、一席を設けることとなりました。そして、「お願いだ、もう一度行ってくれんか。また飲めるから」とわいわいいっての酒盛りになったという話ですが、幕末の適塾書生かくのごとしという磊落ぶりでした。

　この諭吉たちの悪ふざけにあった書生の手塚とは手塚良仙のことで、後に江戸に帰ってお玉が池種痘所を設立した人たちの一員となりました。その曾孫に漫画家の手塚治虫（1928-1989）がいます。手塚治虫は、大阪帝国大学附属医学専門部に昭和20年に入学し、昭和26年に卒業しましたので、曾祖父の手塚良仙と同じように大阪の地で学び、学んだ阪大病院は曾祖父に悪戯をした諭吉の生誕の地でありました。

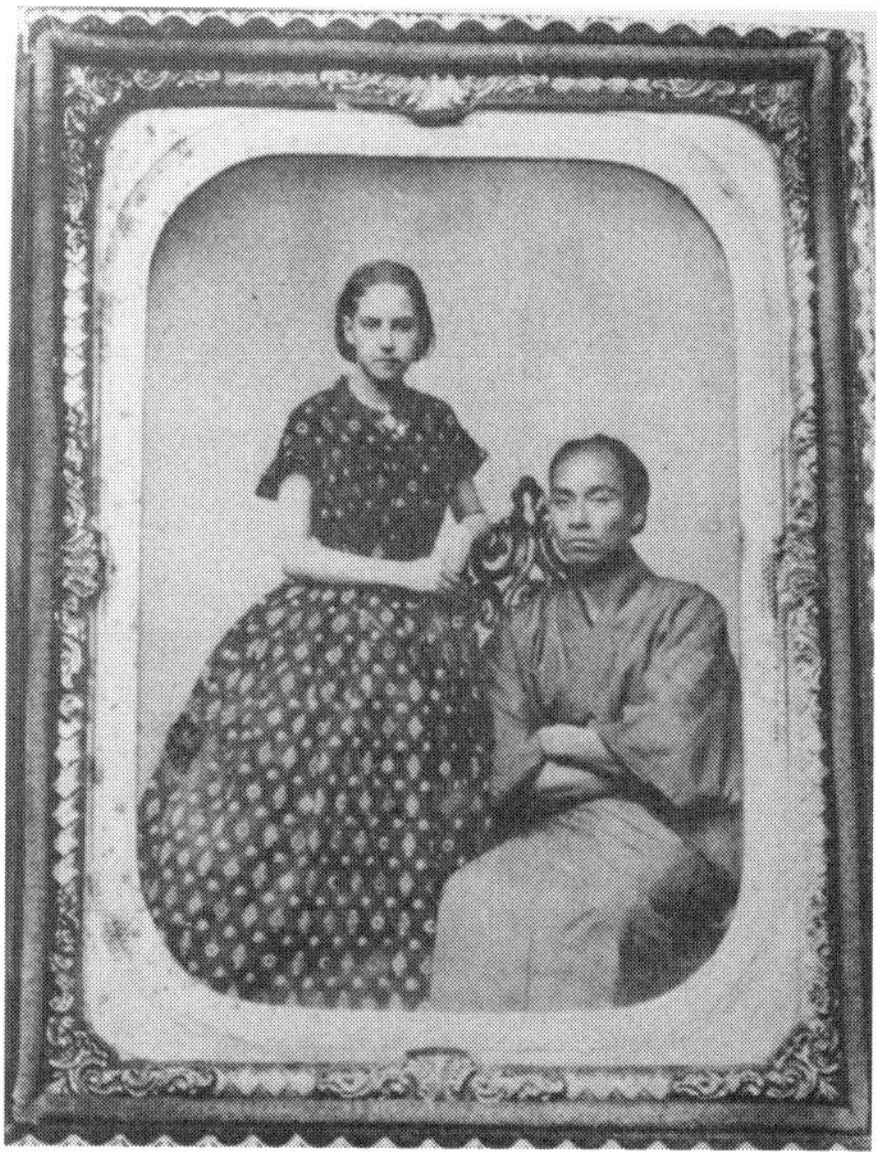
福沢諭吉

　その後、諭吉は万延元年（1860年）に咸臨丸に乗って渡米しますが、その時の1エピソードを紹介します。サンフランシスコに滞在中に写真館に一人で行ったところ、写真屋の15歳の娘がいたので、いっしょに撮ろうと誘ってツーショットで写真を撮ってもらいました。この写真を帰りの船が米国を離れてから船中の人にみせて、「お前達はサンフランシスコに長く逗留していたが、婦人と親しく相並んで写真を撮るなぞということは出来なかったろう、さあどうだ」と、言いました。まわりの若い同船者たちはくやしかったことでしょう。お茶目ですね。『福翁自伝』を口述筆記させた時、筆記者にもこの写真を示しましたので、長年諭吉が愛蔵していたものと思われます。

『福翁自伝』を読み返して伝わってくるのは、強靭な自由、独立の精神とともに、ユーモアです。生きるのに困難な時代にこそユーモアだと思いました。

（2013年5月）

新島八重子回想録

2013年6月に出張した折り、東京駅前の丸善に立ち寄りました。昭和48年に同志社大学出版部から非売品として出版された『新島八重子回想録』が同じ同志社大学出版部から復刊されていたので、定価730円で買い求め、帰りの新幹線の中で読みました。昭和3年に84歳の八重（八重子）が学生記者に語り、同志社新聞に連載された「新島未亡人回想録」をまとめたものです。その昭和3年秋に八重が同志社新聞編集者に与えた書には

戊辰あき　六十とせのむかしをかたる友もなく
あわれさみしき　こほろぎのこゑ　八重子　84歳

とありますので、慶応4年（1868年）戊辰戦争の時に、鶴ヶ城に籠城して戦った八重はその時24歳でしたが、それから60年後の同じ戊辰の年、昭和3年（1928年）に学生記者に語った八重は84歳になっていました。この回想録が復刊されたのは2012年秋ですので、その時からさらに84年経っています。戊辰戦争から60年のち「六十とせのむかしをかたる友もなく」と書いた84歳の八重は、84年後ににっこり微笑む同志社キャラクター「八重さん」になっていたとはまさか思いもしなかったでしょう。

妻の八重からみた新島襄の話がとてもおもしろい。新島襄には兄弟が6人いて、襄は5番目でしたが、上はみんな女でした。襄が生まれた時は朝6時でした

が、襄の祖父はまた女だろうと思って寝ていました。産婆さんから今度は坊ちゃんでしたと告げられると、思わず「しめた」と叫んで手を叩きました。その日が天保14年（１９４３年）旧暦1月14日（新暦だと2月12日）で、七五三縄《しめなわ》がまだはずされないで飾られてあったので、「しめた」と叫んだ言葉と七五三《しめ》すなわち吉兆の兆しを合わせて襄の名を「七五三太《しめた》」と名付けたのでした。新島七五三太誕生です。

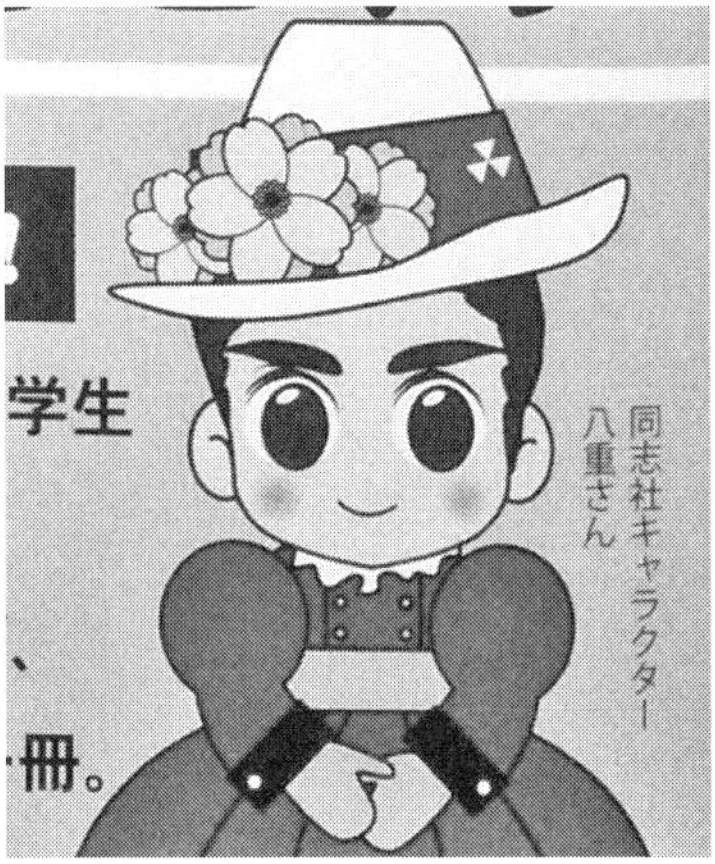

同志社キャラクター八重さん

襄が生まれた時に「しめた」と叫んだ祖父は襄をたいへん愛していました。襄が日本を脱出するために快風丸で函館へ行った時、祖父だけは外国に行くにちがいないと見抜いていたようでした。１８６４年6月15日に22歳の新島襄は上海航路の船にひそみ決死の思いで函館から日本を脱出し、上海でアメリカ船ワイルド・ロバー号に乗り換え、翌年１８６５年7月20日にボストン港に到着しました。港で船の持ち主のハーディーさんが船長に「あの男の名前は何と言うか」とたずねました。船長は襄を「ジャパニーズボーイ」とばかり呼んでいて、名前を知らなかったので、「John」と答えましたが、これは侮辱の意味だったそうです。それをハーディーさんが「Joseph」と名付けてくださった。このハーディーさんこそ、襄の大恩人アルフェス・ハーディーであって、彼の助力により襄はフィリップス・アカデミー、アーモスト大学、アントバー神学校に学ぶことができたのでした。その後、襄は日本に帰ってきて、翰夫と書いて「ジョセフ」と読んでいましたが、むずかしいので「襄」としました。

13歳の時、剣術の試合に勝てるようにと、襄は水天宮さんに、もし勝負に勝ったらお百度詣りをしてお礼をするからと願をかけて祈りました。そして、襄は勝負に勝ったのですが、その日家に帰ってから何も言わずに2階に上がって黙っています。姉がふしぎに思ってのぞきにいくと、襄は一生懸命「こより」をこしらえていました。姉がたずねると「女てものは黙っているものだ」とだけ言って、水天宮さんに行きました。こしらえた100本のこよりはお百度詣りのものでした。1ぺん詣るごとに、こより1本で勘定する。そして百ぺん詣って帰ってきてはじめて、その日のことを皆に話しました。15へんくらい詣った時、もう辛くて足が前に進まなくなって、もう神様とこんな約束なんかするものではないと、つくづく感じたそうです。それからあまり神様に詣ることはなかった。

　水天宮さんとの約束を守った襄は、その後キリスト教と出会い、生涯祈りの人であったとして回想されています。

　襄の祈りの言葉によって、何時も私は励まされて来ました。襄は死ぬまで祈りの人間でございました。病中、夜分の眠られぬ時は、ひそかに寝台から降りまして、しばしば熱心な祈りを捧げて居ました。共に祈る時は日本語でしたが、襄一人の時は英語で祈って居ましたので、その意味ははっきり了解することが出来ませんでした。けれども、その祈りに熱のこもる時、しばしば「プリーズ・マイ同志社」の声を聞くことが出来るのでありました。(『新島八重子回想録』75ページ)

最後に、明治23年(1890年)1月5日に病気療養中の新島襄が書いた言葉を紹介します。病状は回復せず、この年の1月23日に襄は46歳で永眠しました。

　いしかねも透れかしとてひと筋に　いる矢にこむる大丈夫の意地　襄

（2013年7月）

津田梅子

1872年（明治5年）3月7日、米国アントバーー神学校に在籍中の新島襄はワシントンに到着し、初代駐米公使森有礼に迎えられました。襄30歳の時です。通訳と教育に対する助言を期待されてのことでした。翌日、襄は自分の大恩人のアルフェス・ハーディーに手紙を書いています。

私の下宿は、日本から来た少女たちが今滞在している宿舎に大変近いところにあります。昨日そのうちの2人に会いました。1人は15歳くらいで、もう1人はわずか8歳です。後者は現在祖国で役人として頭角を現している私の古い学友の次女です。彼女はこれまで会ったどの少女よりも可愛くて才知に富んでいます。（1872・3・8原文は英文）

この8歳の少女とは津田梅子のことです。梅子は1871年（明治4年）に明治政府が米国に送った5人の女子留学生の1人で、11年間の留学を経て1882年（明治15年）11月20日、サンフランシスコ出港の船、アラビック号で横浜に到着しました。その時、山川捨松もいっしょに帰国しています。

梅子は米国での寄宿先のチャールズ・ランマン夫人アデリン宛に、ランマン宅を出てから、ほとんど日記同様の手紙を書き続けました。30年間。その手紙が梅子の横浜到着から100年以上経った1984年2月のある日、津田塾大学本館のタワーと呼ばれている3階の上に突き出た部分の屋上の物置で偶然発見されました。1882年から1911年に至る梅子からアデリン・ランマン宛の数百通の私信とアデリンから梅子宛のもの百数十通が忘れられたままになっていたのでした。米国に送った手紙が、正確な経緯は今となっては不詳なままですが、日本で見つかりました。その新発見書簡などをもとにして、梅子が没した翌年の19 30年生まれで、津田塾大学OGの大庭みな子さんが1990年に『津田梅子』（朝日新聞社）を出版しました。私は英国留学から帰った翌年の1993年に読みましたので、その頃日本の教育について考えることもいろいろあり、「梅子100年の夢」を100年の眠りから覚めた書簡に想い、たいへん感動しました。

1883年11月3日、井上外務卿官邸で開かれた天皇誕生日の夜会の席上、梅子は12年前に渡米した船に乗り合わせていた伊藤博文に再会しました。それから2、3日後、伊藤は梅子の父津田仙に、梅子を客分として家庭に招き、妻と娘に英語そのほか西洋の礼儀習慣を教えてほしいという意向を伝えました。そういう経緯で永田町の官邸、伊藤家に移り住んだ梅子はその時19歳で、近代国家の憲法を起草している伊藤は43歳でした。鹿鳴館前夜の時代に、この2人が対等に語りあっていたとはとてもおもしろい。梅子は伊藤家の内から、時代の夢と情熱を共有していたのでしょうか。

いろいろな問題について伊藤氏と真剣に話しました。彼は社会、道徳、政治、知性など、あらゆる面において日本を進歩させようとしています。学校を創ることも考えています。（1884・1・4　原文は英語）

また、伊藤個人の私生活については、

伊藤氏は西洋的な考えを持ちながら、彼自身は道徳的ではありません。かれは東京の家では洋館の2階に住んでいます。私は洋館にいても詳しいことはわかりませんが、よく外泊するようです。このことを知っているのは召使いだけで、伊藤夫人は知っていながらあまり気にしていないようです。適当にやっていて、放蕩までいかなければ、悪いことだとは思われていないのです。

（1884・2・26　原文は英文）

伊藤夫人は結婚前の若き日に、維新の志士伊藤が刺客に追われて逃げて来たときに、畳の下の床下に伊藤をかくして、その上に座り、追っ手が引き揚げるまで平然としていた、芸妓出身の女性でした。梅子は伊藤の死後「伊藤公の個人的な思い出」と題する文章を英文で書きました。

伊藤公は人間性に深い関心を持っていた。彼はその人の身分にかかわらず、訴える力を持つ人間の言葉に耳を傾けた。召し使いであろうと、女子供であろうと、耳を傾けるに価する意見を吐く者に出遭えば、追いかけてでも行って、その言葉を聴いた。（中略）彼と語り合った過去の日々に聞いた伊藤公の言葉の中で、ひときわはっきりと心に刻み込まれているものがある。「わたしは宗教的な人間ではなく、未来の生活に信仰心といったものは持っていない。生も死もわたしにとっては同じようなものだ。これから先、何が起こるかを怖れたことは一度もない」といった言い方で、彼は自分を宗教心のない人間だと決めつけていたが、私に言わせれば、彼は、何と言ったらよいか、わけのわからない力（生命の？）といったものを信じていた。彼の言動にはしばしば、信仰と名づけたくなるようなそうした途方もない神がかり的なものがあった。

「破綻も多くそしりにも囲まれていた伊藤の男性的魅力は、梅子の内部世界に、時代の華、生命の塊としてくろぐろとした実在感を残していたように思われる。そしてその感性こそが、同性としての夫人に感情移入できる女性そのものの花芯でもあった。」と大庭みな子さんは書いています。そして、この時代にあって、自己の夢と情熱の実現の場としては、伊藤夫人のように芸妓ではなく、後に大山巌夫人となった山川捨松のように軍人の妻でもなく、梅子にあっては教育であったということなのでしょう。

梅子は「女子英学塾」と名づけた私塾を１９００年9月14日に開校しました。現在の津田塾大学です。ごく普通の日本家屋を校舎としてわずか10人の塾生でスタートしました。開校の式辞を、梅子は英文の原稿を手に、日本語で述べています。「第一に本当の教育は立派な校舎や設備がなくても出来るものであるといふことであります。……それは一口に申せば、教師の資格と熱心とそれに学生の研究心とであります。……」教えることに熱心な梅子は、持病の喘息で教室を休む時でも、病室に学生をよんでレッスンをしたと卒業生に記憶されています。

梅子が生まれたとき、父、仙は赤子が男子でなかったのを失望して家をとび出し、その日は家に帰らなかったという。7日をすぎても赤子は名をつけられなかったため、母、初子は枕元の盆栽の梅がほころんでいるのを見て、むめ（梅）と名づけた、と伝えられている。

梅子に因む木として、小平の塾のキャンパスには梅林があった。お正月の休暇を終えて帰寮する頃、梅林の枝には蕾がふくらんでいた。（『津田梅子』263ページ）

（2013年9月）

バリの休日

2013年9月の中旬に遅い夏休みをとって家族旅行でバリ島に行ってきました。

行く前に、バリ島に関する資料を捜すと、本棚に1985年7～9月・NHK市民大学講座の古いテキストが残っていました。山口昌男さんの『文化人類学の視角』で、1985年9月13日（金）の午後10：15～11：00の放送が、「音とコスモス」と題した、作曲家の武満徹さんとの対談でした。その放送を聴いたのか聴いていないのかもすっかり忘れてしまっていました。バリ島の音楽を論じたテキストの文章に興味を持ちました。

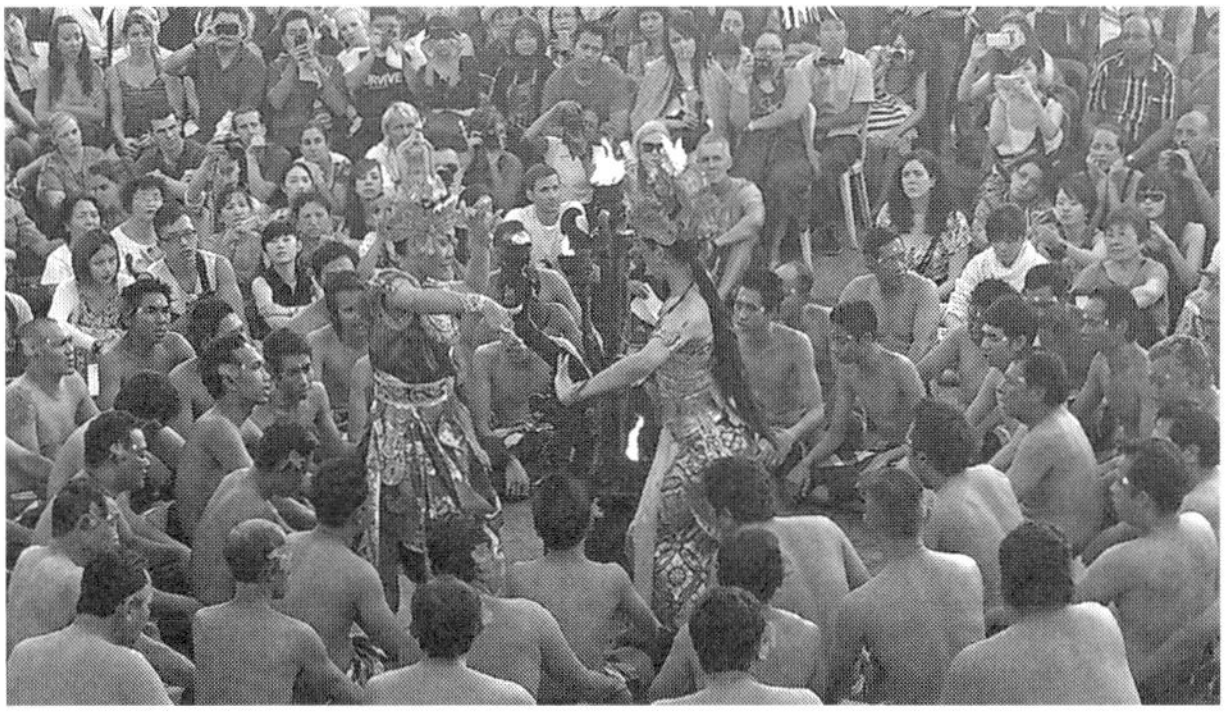
ケチャダンス

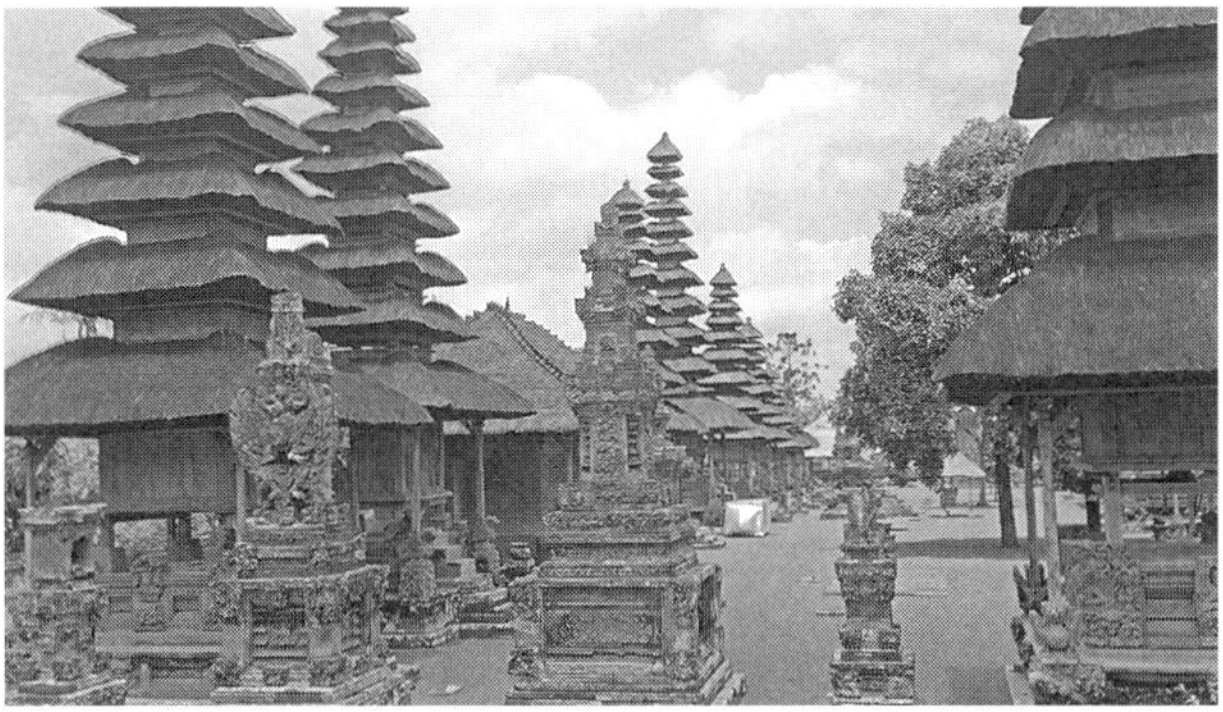
タマン・アユン寺院

人間は音は、それが発せられた土地の一部であり、従って、音楽は、そうした宇宙の奏でる調べであると長く感じていた。今日、そうした感性を残している文化はだんだん少なくなっている。バリ島の音楽も、広い意味でのパフォーマンスの一部として、土地の風の音、人々の立ち舞まい、たぶん神の動き、呼吸までを人間に仲介する媒体なのである。（原文のまま　上記テキスト　128ページ）

　特定の個人・特定の場所・特定の空間のためにしか音楽はかけない。（武満徹）

　バリ島のウルワツ寺院を望むステージで、日没とともに始まったケチャダンスを鑑賞しました。男声の基本のリズムを刻む声に声明を連想しました。日本の声明がもともとインドから中国経由で伝わったとすれば、バリ島はバリ・ヒンドゥーであるから、インドとの関連で共通点もあるのだろうかと思いました。

　また、哲学者の中村雄二郎さんの『魔女ランダ考―演劇的知とはなにか』（岩波現代文庫　２００１年）もおもしろく読みました。著者はバリ島の演劇を論じ、科学の知に対してパトスの知の表現であることを強調しています。パトスの知とは何でしょうか。

パトスの知のパトスとは、ただいわゆるパッションつまり情念だけではなく、受動、受苦、痛み、病いなど、いわば人間の弱さにかかわるものを指し、したがってパトスの知とは、能動の知、アクションの知である近代科学の知と正反対のものである。人間の強さを前提とする近代科学の知が蔑視してきたものだといってもいい。（中略）パトスの知は、環境や世界がわれわれに示すものをいわば読み取り、意味づける方向で、シンボリズム（象徴体系）とコスモロジーに即して成り立っている。いいかえればそれは、すべての物事の徴候、徴し、表現についてそれらにひそむ重層的な意味を問い、私たちの身に襲いかかるさまざまな危険に対処しつつ、濃密な意味をもった空間をつくり出す知である。（『魔女ランダ考－演劇的知とはなにか』82～84ページ）

バリ島では棚田の風景を眺め、ウブドのバザールを見て回って、普段の多忙な日常からの開放感を楽しみました。

ムングウィ村にあるバリ・ヒンドゥー教のタマン・アユン寺院を訪問しました。本殿は閉まっていて、中にはだれもいません。神々はお祭りの時にしかいらっしゃらないのでしょうか。お坊さんも住み込んでいません。本殿のまわりに遊歩道があり、観光客は遊歩道を散策しながら、本殿を囲んでいる高さが1メートルくらいの塀ごしに中を眺めることができます。人気のない空間に、メルと呼ばれるシュロぶきの宝塔が並んでいました。層が多いほどどくらいの高い神様のものだそうです。

バリ島ではそれぞれの村に、村の寺院が少なくとも3つあり、それらが一組になっています。村の先祖を祀る寺院、共同体の繁栄を司る寺院、そして「死の寺院」と訳されている寺院のプーラ・ダレムです。プーラ・ダレムは死の女神ドゥルガのために捧げられていますが、魔女たちのすみかと考えられています。プーラ・ダレムは、人々が災害や病気やけがれから身をまもるために、それらを司る悪魔や魔女たちを祀りあげている寺院だと言えるでしょう。

いたるところにチャナンというお供えがあるのが印象的でした。高いところのお供えは神様に対するもので、地べたのお供えは悪霊に対するものです。ガイドさんによると、バリの人は悪霊の存在を信じていて、毎日のお供えを怠ることはありません。お供えをして悪霊を慰めることによって、災いから身を守っています。道ばたの地面にもお供えしますので、午後になりますと、犬に踏まれることになってしまいます。あちこちで昼寝をしている犬をよくみかけました。飼い犬か野良犬かの区別がつかないというより、現地では犬を飼うという感覚がなく、いわば共存しているようです。

（２０１３年11月）

祈り

秋のある日、朝食をとりながらテレビを見ていたら、海上自衛隊歌手の三宅由佳莉さんが紹介されていました。その歌声を聞いてからしばらくして、ネットショッピングで三宅さんのＣＤを取り寄せました。病院への通勤途上、車の中で２０１１年９月に初演された「祈り　－a prayer」を聞いていると、家族をなくした人に寄り添う気持ちがよく伝わってきます。私には、いなくなった人への想いとともに、今はいない人からのメッセージでもあるかのようにも感じました。

君の姿みえず声も聞けないけれど　いつも感じている　君と共にいると
きみは希望　夢　未来　祈ってる
青い空に浮かぶ白い雲のように　自由な風に乗って　強く生きていこう
つまづきやためらい心痛いときは　いつもここに

いるよ　君とともにいるよ

作詞・作曲した海上自衛隊東京音楽隊長の河邊一彦さんは1954年生まれで、幼少期に母を交通事故で亡くしています。三宅さんのCDに収録されている「交響組曲《高千穂》－第2楽章：仏法僧の森」も河邊さんの作詞・作曲ですが、歌い出しは、次のようになっています。

あかねさす空を　家路いそぐ　鳥たちよ
ちぎれ雲ひとつ　紅くそまり　ただよう
杉の並木に　やがて夜のとばり落ち
仏法僧の森　永遠《とわ》のときを見つめて

「祈り－a prayer」のピアノもよかったので、自衛官ピアニストの太田紗和子さんの経歴をみてみますと東京藝術大学卒業となっていました。今まで藝大には一度も行く機会がなかったなあと思っていたら、ちょうどその頃東京藝術大学大学美術館で「国宝興福寺仏頭展」が開催中でしたので、東京で土曜日夕方に研究会があった翌日午前に行ってきました。藝大でみる興福寺仏頭はなかなかおもしろくて、秋の日の上野公園を散策しながら、芸術・芸能についていろいろ想いをめぐらしていました。その後、日本アレルギー学会で、東京の共同研究者との研究打ち合わせのあとの雑談で東京藝術大学大学美術館に行ったことを話すと、その人は、藝祭には毎年行ってます、おもしろいし何よりただですからと言いました。なるほど、アレルギー研究者にとって、アイデアの秘密はこのあたりにあるのかもしれません。

東京藝術大学は、旧江戸城からみて北東に位置しています。陰陽道では鬼門にあたり鬼が出入りする方角だそうです。ところがバリ島では住居の北東の一角に祖先の霊を祀った小堂があり、重要な方角になっています。藝大がこの地にあるのは、なかなか興味深いと思いました。鬼は折口信夫さんの「鬼の話」（折口信夫『古代研究　Ⅱ－祝詞の発生』中央公論社　2003年所収）に詳しく、鬼はおそろしいものではあるのですが、祖先の霊、土地の精霊とも関係してなかなか含蓄が深いものがあります。

折口さんの文章を要約するのはむずかしいので、中沢新一さんの『古代から来た未来人折口信夫』（ちくまプリマー新書　２００８年）から、鬼を論じたところを引用します。

「鬼」は共同体の「外」からやってきて、死の息吹を生者の世界に吹きかけ、そこに病や不幸をもたらすこともある。しかし、荒々しい霊力を全身から放ちながら出現してくる「鬼」の存在を間近に感じるとき、共同体の「中」で生きている人々は、自分たちの世界に若々しい力が吹き込まれ、病気や消耗から立ち直って、再び健康な霊力にみたされ、生命のよみがえりを得ることができたようにも感ずるのである。（中略）芸能は生と死を一体のものと考える「古代人」の思考そのままに生きようとしてきた。芸能者は、病気や死や腐敗の領域に触れながらそれを若々しい生命に転換する奇蹟をおこそうとする芸能というものに、われとわが身を捧げてきた。

お祭りや季節の変わり目には、この世とあの世の間につかの間の通路ができ、その通路から鬼や精霊が出入りするとも考えられています。中沢さんは折口信夫「翁の発生」を論じて

「翁」という演目は能がまだ「猿楽」と呼ばれていた頃から、もっとも秘密性の高いものだと考えられていた。（中略）折口信夫はその芸態が「あの世」からの精霊出現のさまを様式化してしめしたものであるからだ、と考えた。「この世」の現実とはまったく違う構造をした「あの世」の時空との間に、つかの間の通路を開いて、そこからなにものかが出現し、また去っていき、通路は再び閉ざされる。その瞬間の出来事を表現したものが「翁」である。

と、引用が長くなりましたが、芸術・芸能の定義の１つは、鬼、精霊を扱えることであって、芸術・芸能は私たちにとってなくてはならないものだと信じています。

（２０１４年１月）

ぜんそく力

2014年のソチオリンピック、フィギュアスケート男子シングルの羽生結弦《はにゅうゆずる》さんは2歳の頃からぜんそくに悩まされていました。「今も飲み薬は朝晩2錠ずつ。吸入薬も手放せない」と新聞で報道されていました（2014・2・15 朝日新聞）。その19歳の羽生さんが金メダル。努力に努力を重ねられたのだと思います。

長野オリンピックのスピードスケート500メートルで金メダルを獲った清水宏保さんも3歳頃にぜんそくを発症し、長野オリンピックの時もぜんそくの治療中でした。清水さんは『ぜんそく力』（ぴあ 2011年）という自身の本の中で、「ぜんそくだったからこそ僕はオリンピックで金メダルが獲れた」と書いています。清水さんは1974年に北海道の帯広市に生まれました。幼い頃から身体が弱く、しょっちゅう風邪を引いていたそうです。3歳の時にぜんそく発作で入院し、それからぜんそくとのつきあいが始まりました。スケートを始めたのは、ぜんそくを治すために体力をつけさせようという父の考えからでした。その父は清水さんが小学校2年生の時に末期の胃がんと言われましたが、スケートの指導を続け、それから9年生きました。しかしながら、清水さんのぜんそくは治ってはいませんでした。高校3年の時、アルベールオリンピックの選考会で風邪を引き、レース前日にぜんそく発作を起こし、オリンピック出場を逃してしまいました。

この苦い経験から、清水さんは大学に入った1992年に監督から紹介された専門医を訪れ、ぜんそくとはどのような病気であるかを教えてもらいました。1992年というと私が英国留学から帰ってきた年ですが、ちょうどその頃にぜんそくの病態の理解が進んだことにより治療も大きく変化しました。つまり、ぜんそくは気管支の炎症が続いている慢性の病気であり、治療はぜんそくの原因となるものを避けることと同時に、気管支の炎症を抑える予防薬をきっちり使用することが基本となります。このことを理解し、発心した清水さんは医師の指示通りに予防薬を定期的に続け、ぜんそくをコントロールするとともに、風邪をひかないように細心の注意を払って体調管理を行いました。その上でトレーニングにトレーニングを重ねた結果、1998年2月、長野で金メダルを手にすることができました。ぜんそくをハンデキャップと考えるマイナス思考にならずに、ぜんそくについての理解を深めて、毎日努力されたことはとても美しいと思います。

「その金メダルを、父の死後、苦労をかけどうしだった母の首にかけてあげたときには本当によかったと涙が止まりませんでした」と清水さんは書いておられます。『ぜんそく力』は、全速力とも読めますが、全速力を出せたのは、ぜんそくであることをよく勉強し、精進することによってぜんそくを力に変えたぜんそく力ということだと思います。

（2014年3月）

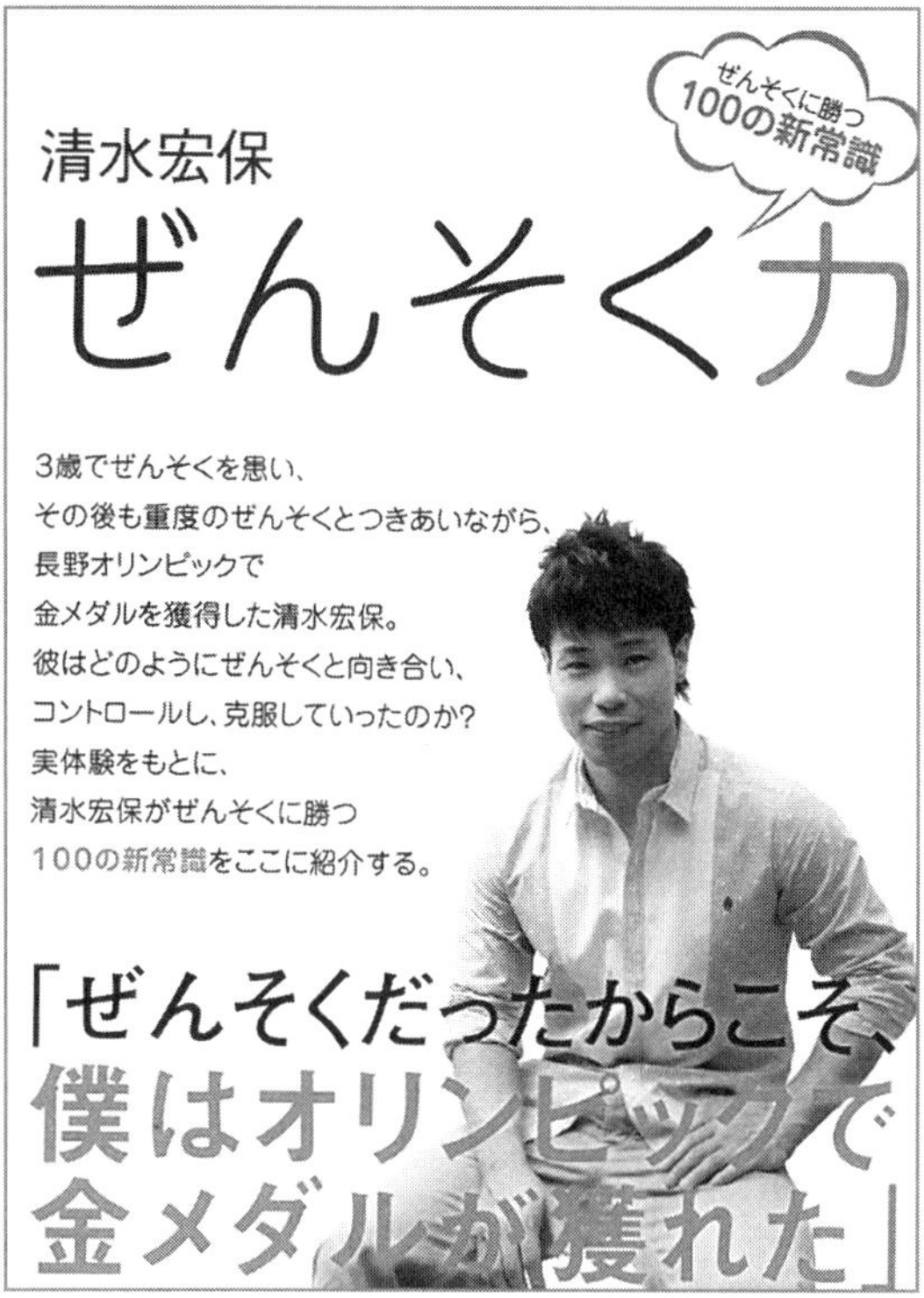

清水宏保
ぜんそくに勝つ100の新常識
ぜんそく力
3歳でぜんそくを患い、
その後も重度のぜんそくとつきあいながら、
長野オリンピックで
金メダルを獲得した清水宏保。
彼はどのようにぜんそくと向き合い、
コントロールし、克服していったのか？
実体験をもとに、
清水宏保がぜんそくに勝つ
100の新常識をここに紹介する。
「ぜんそくだったからこそ、
僕はオリンピックで
金メダルが獲れた」

サモアの思い出

先日、国立民族学博物館（民博）の元教授、杉本尚次先生から「南太平洋に雄飛した大石敏雄さんの思い出」（『千里眼』第125号　2014・3・25　抜刷）という小冊子が届きました。2013年10月8日になくなられた大石さんへの追悼文です。

大石さんは1943年広島県呉市生まれで、大阪市立大学法学部時代は探検部に所属していましたが、その時の顧問がのちに民博の初代館長をされた梅棹忠夫先生でした。大石さんは大学卒業後サモアに渡り、その後独立してパシフィック・インターナショナル社をおこし、貿易、建設など多岐な仕事を精力的に行いました。大石さんは梅棹忠夫先生の教え子の一人でもあったので、民博との関係も密接で、民博友の会の「民族学研修の旅」がサモアのときには、すばらしい受け入れ体勢で全面的に協力されました。

私は第4回民族学研修の旅に参加して、1980年8月8日から19日にサモアに杉本先生引率で行きました。この旅のことは、杉本尚次先生の『西サモアの日本人酋長　村落調査記1965-1980』（古今書院1982年）にも載っています。サモアの地図上の位置もこの本から取りました。今から思うと、よくそれだけ休みが取れたなと思いますが、その頃は、日本文化の源流の一つは南太平洋から黒潮の流れにのってやってきたのではないか。南太平洋の島から日本文化について考えてみるのもおもしろいのではないかと思っていました。杉本先生のセミナーに加えて、大石さんの「サモア語講座」もたいへん印象深いもので、いっしょに研修の旅に参加した佐藤芳郎さんが、この研修の旅のセミナーをテープに収録し、ていねいに文章化した上で後に参加者に配布してくださいました。大石さんがサモアで最初にした仕事は材木屋でしたが、現地で交渉するのに、英語で通訳をたててするより直接サモア語でやったほうが効果的だと思ったので、サモア語を使うようにしたらうまくいってなんとか仕事につながった。その際の必死の勉強法、とにかく半年でサモア語の単語を600から1000語覚えきって、くっつけてみた、そしたらどんどん進展していったというのはその通りだと思いました。

研修の旅では、サバイイ島西端に位置するファレアルポ村を訪問しました。杉本先生と大石さんに加えて、この旅には大石さんと親交のある国家元首の実弟、大首長サアベア・アリイ・マリエトア殿下が同行されましたが、サモアの伝統と慣習により代弁首長のトラバア氏を同伴されました。これで、旅は公式訪問大旅行（マラガ）という形になりました。ファレアルポ村の人々は私たちを客人としてカヴァの儀式でもてなしてくれました。カヴァはコショウ科の灌木で、その根を乾燥させ水で揉み出します。その液体を飲むのですが、嗜好品で鎮静作用があり、儀式には作法を伴いますのでサモア流の茶道といったものでしょうか。

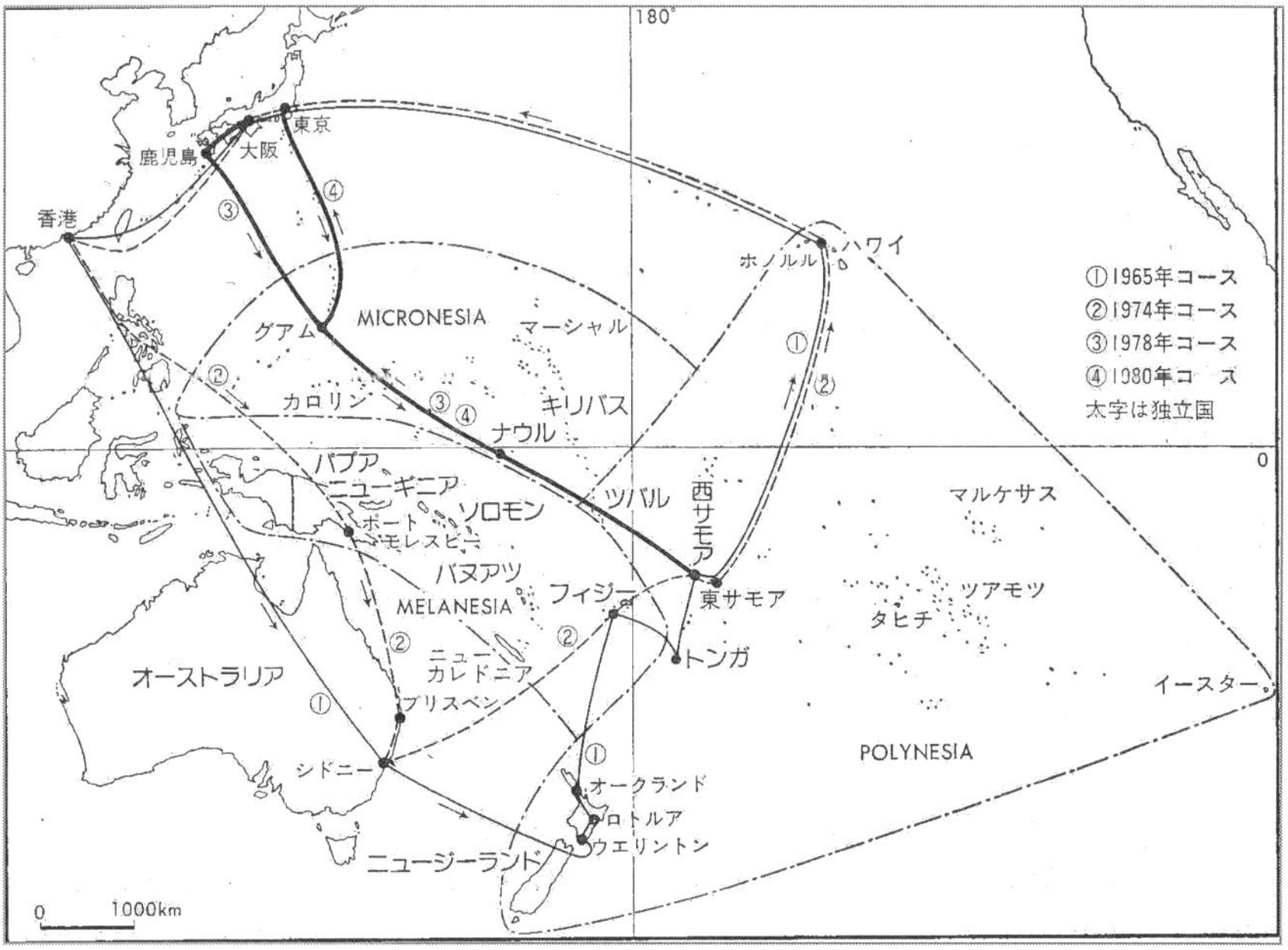

研修の旅から帰って、旅仲間で桃山学院大学の池野茂先生から、TALOFA（こんにちわ）で始まる、1980年9月1日と6日消印の2通の葉書を受け取りました。最初の葉書は旅の写真披露会の提案で、あとのものはその日時の連絡でした。会場での団体名は一応「カヴァの会」としておきますと書いてありました。

その第1回「カヴァの会」は1980年9月14日午後5時から大阪市天王寺区のなにわ会館でひらかれました。当日は幹事の私の不手際で会場玄関の看板が「カバの会」と書かれていたので、通りがかりのしらない人がカとバを逆に読んだりするハプニングもあったのですが、会はすっかり盛り上がって、そのあと夜遅くにもかかわらず、当時浪速区医師会副会長で同じく会員の菱川先生の自宅に招かれ、菱川コレクション（ふくろうの図柄のものなど）まで拝見しました。

池野先生も菱川先生も他界され寂しいかぎりですが、池野先生と菱川先生は研修の旅では同室で、いっしょにサントリーロイヤルを楽しんでおられました。その当時はほとんどが二十代だった旅仲間が、その後ハイキング、忘年会などといって素敵に！知的な？同窓会を「KAVAの会」と称して続けるきっかけができあがったのは、サモアのカヴァの儀式の秘力であったとしても、その後10年以上会が存続できたのはお2人の先生の求心力にちがいありません。私たちの会の合い言葉も池野先生からの最初の便りにみえます。サモアの言葉で乾杯の時に使う「マヌイヤ！」という言葉です。

1984年2月25日のカヴァの会は杉本先生の自宅で開かれましたが、その時は在日中の大石夫妻と2人の子どもさんも出席され、思い出話でおおいに盛り上がったことも、懐かしいかぎりです。

杉本先生は「南太平洋に雄飛した大石敏雄さんの思い出」の文章の最後に1965年、サモアのサバイイ島ファガファウ村での送別会で、高位の首長セバ・アイオソ氏の送別の辞「夜は暗く、雲多く星がない、そうした中を貴方は帆なしで去っていく」（どうか気をつけて旅をしてください）というサモアの隠喩を、天国を旅する大石さんにも送りたいと書いておられます。大石さん、ありがとうございました。

（2014年5月）

阿修羅

休日、仏像を拝観して帰ってきた夜に『日本の仏像100選』（主婦と生活社、2002年）という本を、100選のうちどれだけ知っているだろうかと眺めていました。その3番目に興福寺の阿修羅像が紹介されていましたが、その解説の「その顔立ちは汚れを知らぬ少女のすがすがしさを見せている」という文章をみて、自分の今まで持っていたイメージとかけ離れていたので、驚きました。もちろんみる人によって感じ方はちがうので、このような受け取り方もあるのでしょう。

仏教学者の渡辺照宏博士は『仏教を知るために―仏教入門随想集―』（大法輪閣、1974年）のなかで興福寺の阿修羅像について、「中でも正面をむく顔の凝視する瞳のかがやく表情は、憂いをふくむとともに静けさの奥に強い感情を秘めているようにおもわれる」と書いておられますが、私も同感です。「この像をみると、あたかもアスラがインドの宗教の歴史の中でたどってきた自分の運命をみつめているようにも思われる」とも記しておられます。阿修羅についての渡辺博士の解説に感服しましたので、以下に紹介したいと思います。

阿修羅はインドの言葉ではアスラと言います。アスラという語はアスから由来し、これは生命力、霊力を意味しますので、もともとアスラとは神のことで、古くは最高神をさす語でした。そして、正義の権化とされていました。ところが、インドの歴史をたどりますと、アスラ族を信仰する人々の地にインドの北西部からアーリア人種が侵入してきました。アーリア人種が優位になると、その神のデーヴァ族が信仰されるようになり、アスラ族はデーヴァ族に対抗するものとみな

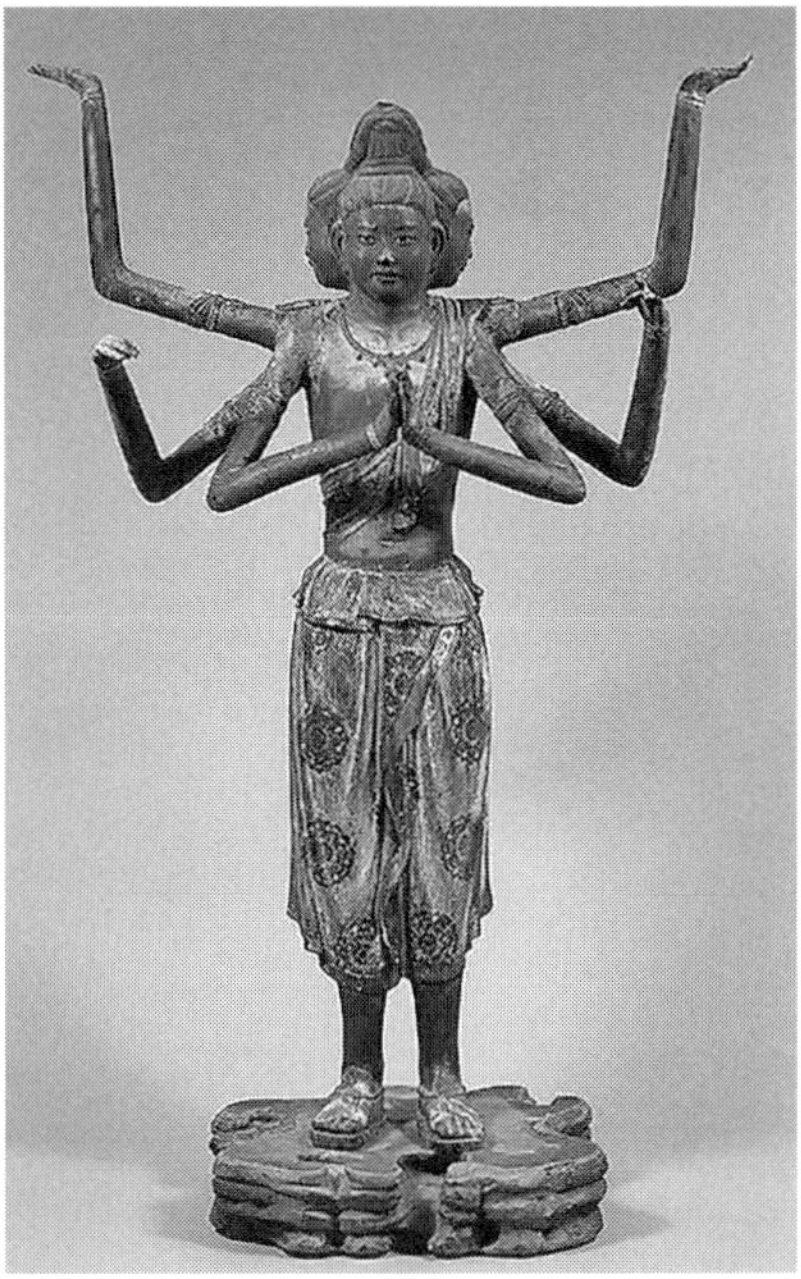

され、ついにはデーヴァ族のみが神々であり、アスラ族は神々に抵抗する悪魔の群れであると思われるようになりました。神々の世界でも戦闘があり、何が正義であるかということとは関係なく、勝負に負けると神々の座から転落して悪魔になるか、そうでなければ、海の底か人里はなれた山奥に自分たちの世界をもつと考えられるようになったのです。デーヴァ族とはインド教の神々で、人々は供物をささげて歓心を買い、そのことによってインド教の神々から恩恵をうけようとするようになりました。神々も買収されやすいのでしょうか。しかしながら、かつては最高神であり、正義の権化であったアスラの性格はまったく見失われたのではなく、自分の運命をみつめている阿修羅像の瞳のなかに見出されるかもしれません。

学生の時に、女友達に阿修羅像が好きであることを話すと、同意してくれましたが、「阿修羅像の表情は少し神経質なようにも思う」といわれて、少し寂しい気持ちになったことをなぜか今でも覚えています。その後、その女友達は私から去っていきましたが、阿修羅像のイメージはいつまでも去らずに残り、その瞳は学生時代の私から今の私を凝視しているようにも思います。

（２０１４年７月）

エピジェネティクスと深信因果

2014年5月に出版された、大阪大学医学部の4年後輩である仲野徹先生の『エピジェネティクス』をたいへんおもしろく読みました。ヘップバーンと球根と題した序章は、第二次世界大戦末期のオランダを舞台として始まっています。その時、ナチス・ドイツの占領下にあったオランダでは食糧事情がきわめて悪く、当時オランダに住んでいた15歳のバレリーナのオードリ・ヘップバーンもこの飢餓を体験し、チューリップの球根の粉で作った焼き菓子を食べて生き延びたとのことです。その後、彼女は1953年の映画『ローマの休日』でアカデミー主演女優賞を獲得しましたが、華奢な体型で健康に恵まれませんでした。その飢餓のさなかに妊娠している女性もたくさんいました。妊娠の前期に飢餓を体験した母親から生まれた子どもでも、母親の栄養状態が妊娠中期から後期に改善すると、おおむね正常な体重で生まれてきました。ところが、その子どもたちを50年後に調べてみると、高血圧、心筋梗塞、糖尿病といった生活習慣病の罹患率が高いことがわかりました。母親の妊娠中の環境が子どもの50年後の健康に影響するというデータなので、驚くべきことです。このことは、母親が妊娠中に十分な栄養がとれないと、おなかの中の子はできるだけしっかりと栄養を取り込むように適応してしまうと解釈されています。低栄養に適応した状態で生まれた子どもが、その後に普通に栄養を摂取すると、相対的に栄養過剰となり50年後に生活習慣病を起こしやすくなると説明されています。

この現象は親の影響をうけたといっても遺伝ではありません。DNAの塩基配列の変化もありません。このメカニズムがエピジェネティクスです。医学用語を使うと、「エピジェネティックな特性とは、DNAの塩基配列の変化をともなわずに、染色体における変化によって生じる、安定的に受け継がれうる表現型である」となります。そして、ヒストンがアセチル化をうけると遺伝子発現が活性化され、DNAがメチル化されると遺伝子発現が抑制されます。こう書いてしまうと生命科学を専門としないほとんどの人には何のことかわからなくなってしまいますが、この本がこのことを一般の人にもわかりやすく解説した本でして、以下に興味をもった話題を一つ紹介します。

人間にも動物にもストレスがあり、ストレスにさらされるとコルチゾールというホルモンが分泌されます。コルチゾールはコルチゾールに対する受容体を介して働きますが、この受容体の発現量が多いとストレスに強いと考えられます。動物のラットでは、同じ系統であっても、毛繕いをしたり、体をなめたりして子どもをよくかわいがる親とそうでない親がいます。子どもをよくかわいがる親に育てられたラットは、成体になってからのストレスに対する反応がほったらかしの親に育てられたラットに比べて異なっていて、ストレスに対して強いラットに育ちます。調べてみるとコルチゾールに対する受容体の発現量が多くなっていました。このことには、セロトニンという神経伝達物質が関与しています。親にかわいがってもらい気持ちのよい状態になると、脳内のセロトニンの分泌が高まり、コルチゾールに対する受容体の発現量が多くなるように作用します。生まれてすぐにきちんとかわいがられるかどうかで、セロトニンを介したエピジェネティクス制御が影響をうけ、そのことが生涯にわたってストレスに対する反応を左右します。このことはラットで調べられたことですが、人間でも同じメカニズムがあるのかもしれません。

人では、親から与えられた天分はみんな異なっています。その天分をきっちりと生かすためには、天分をしっかりと自覚しながら一層の努力をということなのでしょう。私はこの本を読んで野狐禅という言葉のもととなった「百丈野狐《ひゃくじょうやこ》」という禅の公案を連想しました。この話を紹介しますと、百丈和尚が説法するたびに聴聞する老人がいましたが、ある日ひとり居残ったのでたずねてみると、その老人は以前の生涯で、人から問われて「悟ったものは因果の世界を超越し、因果に落ちず（不落因果）」と言ったために五百生涯のあいだ野狐の身に落ちてしまったと答えました。一言を授けて救ってほしいということであったので、百丈和尚が因果をくらまさず（不昧因果）と教えて救ったという話です。

この解釈ですが、曹洞宗の開祖の道元は、因果に落ちずとは因果の法則を否定しこれを信じないことであり、仏教では無因論としてこれをしりぞけるので、悪趣（地獄・餓鬼・畜生）に落ちることになる。因果をくらまさずとは因果の道理を明らかに知ることであり、道元は因果を深く信ず（深信因果）ということばで説明しています。これは仏陀の教えであるので、「因果をくらまさず」と聞いて救われるのは当然であって疑う余地はないということです。道元はさらに、近頃の禅の人は不落因果と不昧因果の区別さえしらないと指摘しました。仏教の核心をなすところの因果の法則を真剣に検討することを故意にさけ、だいたいの気分で間に合わせようという行き方が禅の人々のあいだでさえ行われていることを嘆いています。

エピジェネティクスとは、因果の道理であり、これを明らかに知ることは生命と人生の神秘を知ることになると読みました。

因果の道理、歴然としてわたくしなし（道元『正法眼蔵』「深信因果」）

（2014年9月）

シンガポール街歩き

先日、シンガポールに行く機会がありましたので、街歩きを楽しんでみました。まず、シンポール国立博物館に行き、日本語のイヤホンガイドに案内されて、シンガポールの歴史をたどりました。インド・中国貿易の中継地としての発展と移民たちの流入があり、中国人、マレー人、インド人などのモザイクのような社会が形成されていきましたが、その中には日本人もいました。日本は１９４２年に占領したシンガポール島を昭南島と称しましたが、同年中に伊勢神社を模して昭南神社を建立しました。宮大工を呼び寄せたり、ヒノキ材を搬入したりして作られましたが、その昭南神社の祭礼のようすがエンドレスフィルムで流れていたのが印象に残りました。

博物館の隣は大学のキャンパスになっています。シンガポールは徹底したエリート教育といわれていますが、学生の身なりがこざっぱりとしていて、屈託のない表情が印象的でした。能力主義と効率が貫徹した社会の未来を思いながら、大学横のカフェテラスでコーヒーとサンドイッチの昼食をとって、すぐ北のシンガポール美術館を訪ねました。

十字架が立てられたドーム屋根の建物は１８５５年にセント・ジョーセフ学院として建てられました。元教室をギャラリーとして、主に現代美術を扱う美術館になっていました。

美術館をでて、ウオータールー・ストリートを北に歩くとストリートが屋台街になっています。仏教寺院のファン・イン寺院（観音堂）に入ってみますと、金ぴかの観音様がお出迎えしてくださいました。お参りの人々は太くて長い線香を束にして胸の前で上下しながらお祈りしていました。

観音堂を後にして北に歩くとブギス・ヴィレッジで、第二次大戦前はリトル・ジャパンとして賑わっていました。20世紀初めには「からゆきさん」のお店が立ち並んでいたあたりは、21世紀初めには紀伊国屋書店も入ったショッピングアーケードとして活気がありました。

ブギス駅から北に歩くとアラブ・ストリートです。独立前のスルタンの王宮を博物館にした、マリー・ヘリテージ・センターを訪ねました。入場料を払うと、受付のヒジャブ（頭髪を隠すもの）を着用した笑顔のお嬢さんから胸にはるシールをもらいました。アラビア文字でのマレー語のようですが、読めません。履物を脱いで中に入ると、マレー文化に関する展示がありました。お隣が金色ドームのスルタン・モスクですが、信者ではないので通りから眺めただけでした。

アラブ・ストリートから西約1kmのところが、リトル・インディアです。中心のセラグーン通りに面してヒン

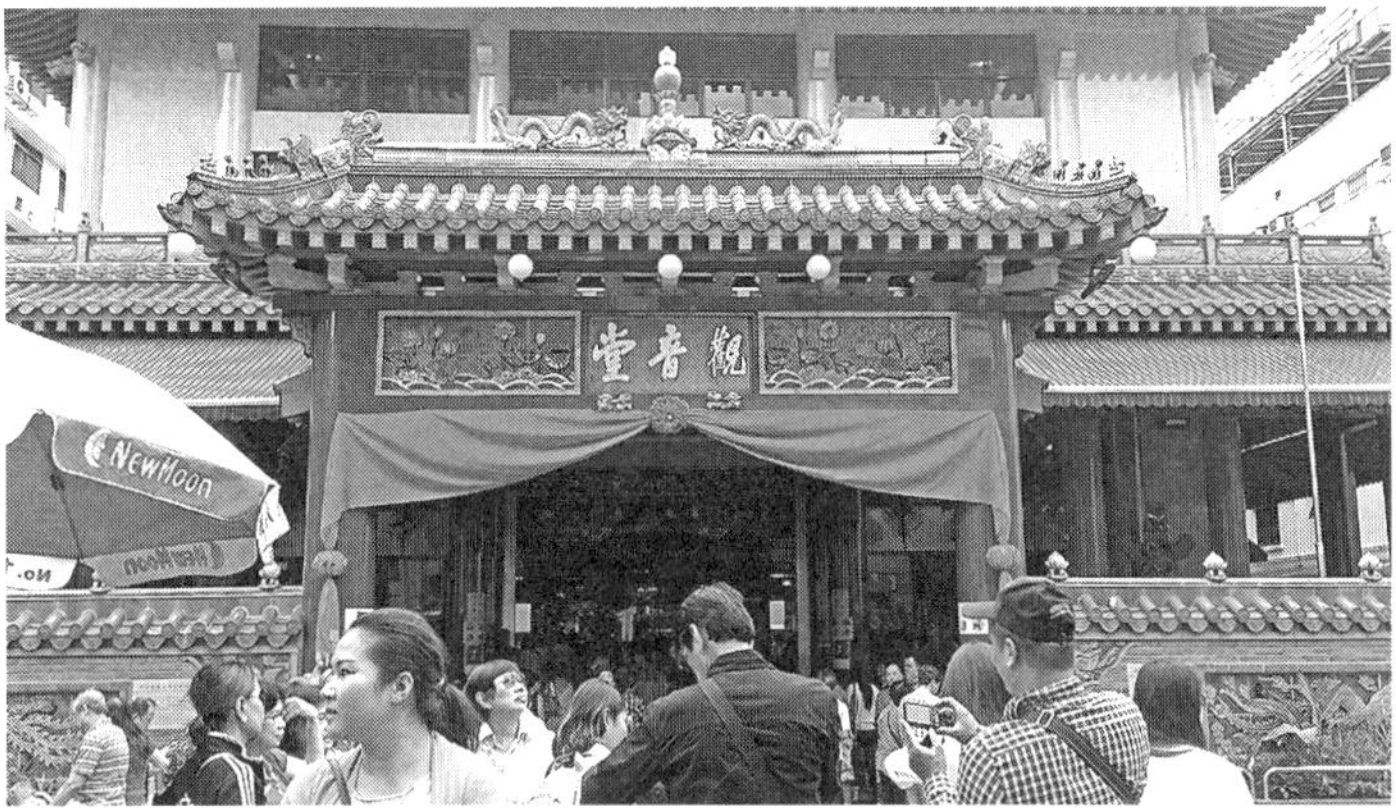

仏教寺院のファン・イン寺院（観音堂）

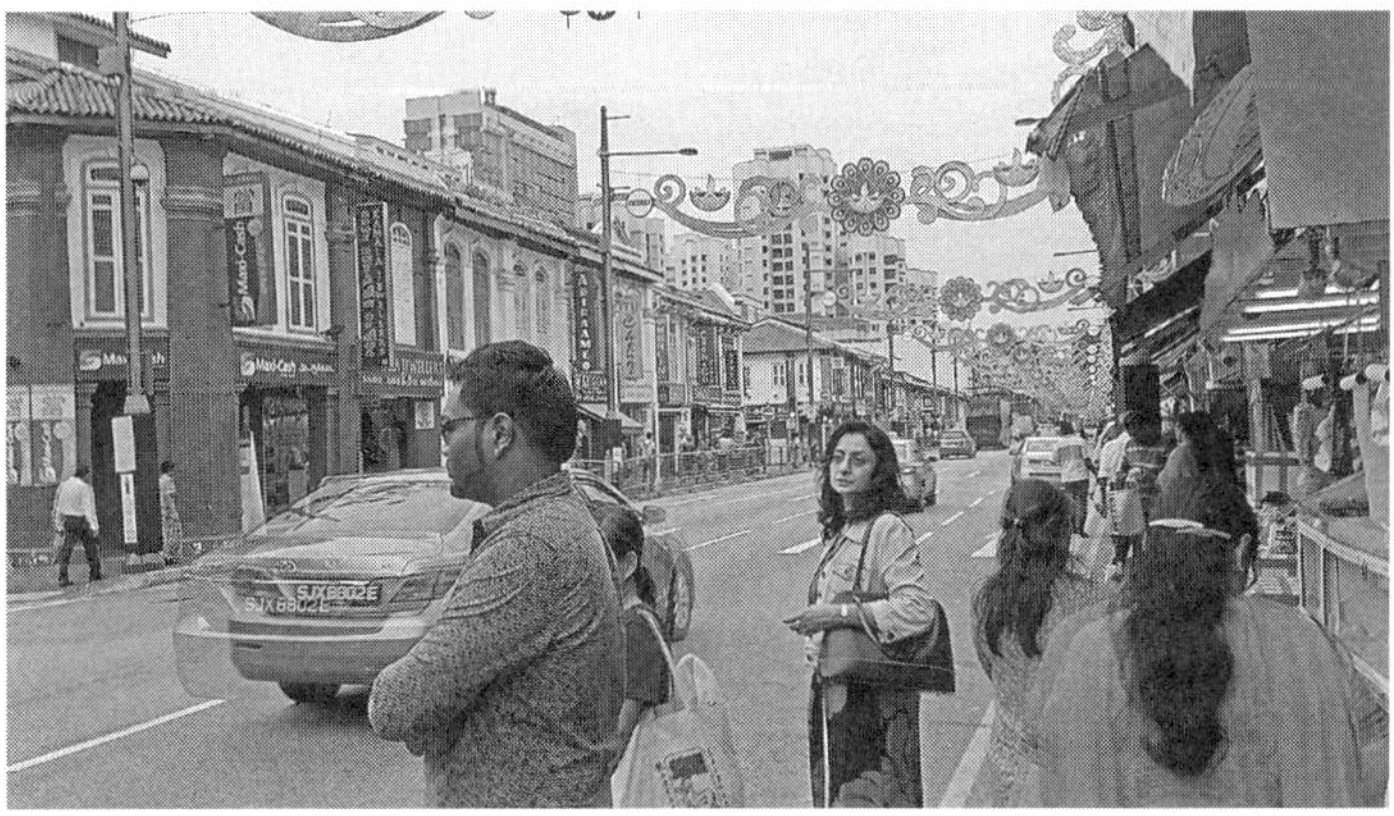
リトル・インディア

ドゥー教のスリ・ヴィラマカリアマン寺院がありま す。ちょうどヒンドゥー教の新年のディーパバリ（光の祭典）のライトアップ期間（9月12日~11月2日）にあたっていましたので、セラグーン通りはイルミネーションで飾られていました。ここでインド料理をと思いましたが、左手を使わず右手だけで手づかみでカレーを食べている現地の人といっしょに手づかみでカレーを食べる度胸はありませんでした。

シンガポールの各民族の割合は２０１０年の統計では中国系74・1％、マレーシア系13・4％、インド系9・2％で、各宗教の割合は同じく２０１０年の統計で仏教33・3％、道教10・9％、キリスト教18・3％、イスラム教14・7％、ヒンドゥー教5・1％です。これにあわせて、シンガポールの祝日は1月1日、メーデー、独立記念日以外に、中国歴正月、Good Friday、釈迦誕生祭、ハリ・ラヤ・プアサ（イスラム断食明け）、ハリ・ラヤ・ハジ（メッカ巡礼祭）、ディーパバリ（２０１4年は10月23日）、クリスマスも祝日でお休みです。仏教、キリスト教、イスラム教、ヒンドゥー教のすべてに配慮しています。公用語は華語、マレー語、タミール語、英語の4つですが、教育では2言語政策をとっています。華人なら英語と華語、マレー人は英語とマレー語、インド人は英語とタミール語を学びます。

街歩きをしながら、仏教、イスラム教、ヒンドゥー教の寺院とそこに暮らす人々をみることができ、東アジアの現実に少しだけふれることができたように思いました。

（２０１4年11月）

仏教の女性観

２０１４年10月15日から12月7日まで東京国立博物館で「日本国宝展」が開催されていましたが、会場には行けなかったので、11月、ＮＨＫテレビ（Ｅテレ）の日曜美術館「国宝が、好き！　～時空を超える〝美〟の物語～」を見ていました。京都・三千院蔵の観音菩薩坐像・勢至菩薩坐像（１１４８年）、奈良・安倍文殊院蔵の善財童子立像（１２０３年）などをわかりやすく解説していました。扇面法華経冊子（12世紀）の説明では、法華経が支持された重要なポイントに触れ、当時の仏教では男性しか成仏できないとされていたが、法華経では女性も成仏できると説いているので、貴族の女性たちが雪崩を打って法華経に帰依したというお話でした。何気なしに聞いていたのですが、成仏できるといっても、一度男性に生まれ変わらなければならないと法華経に書いてあったはずでは……と思いました。

そこで、岩波文庫版の『法華経』にあたってみましたが、参考にした仏教学者、渡辺照宏博士の『仏教を知るために』（大法輪閣、１９７４年）に「仏教の女性観」として納得のいく記述がありましたので紹介したいと思います。

『法華経』の「提婆達多品《だいばだったほん》」では釈尊の弟子、舎利弗《しゃりほつ》が８歳になる竜王の娘に対して「女身は垢穢《くえ》なり」という言い方で、女性は仏陀になることができないと言っています。これに対して竜王の娘はたちまち「変じて男子になり」悟りを開いたと書いています（坂本幸男、岩本裕訳注『法華経』岩波文庫３巻本中２２２～２２５ページ）。このことから女の身のままでは仏陀になれないというのが『法華経』の説であるとされています。

大乗経典の『維摩経《ゆいまきょう》』では、たとえ女子でも正しい教えをうければ男子なみになれるというのではなく、はじめから男女の区別を超越しています。舎利弗《しゃりほつ》が天女にむかって「天女よ、あなたは女の性を変えたらよかろうに」と言う場面があります（長尾雅人訳注『改版維摩経』中公文庫　109-112ページ）。聡明なので女の身では惜しいということですが、男女を区別する立場です。しばらくの問答の後、天女は悪戯をして、神通力で舎利弗を天女の姿に変え、自分は舎利弗の姿になりました。そして「女の性をお変えになったらいかが」と女性の姿になった舎利弗に返しました。戸惑う舎利弗をみて、天女が神通力をやめると、舎利弗は再びもとの姿にもどりました。天女から「あなたがなっていた女の姿は、どこにいったのですか」とたずねられて、舎利弗は「私は女にもならず、また変わったわけでもありません」と答えました。あらゆる存在には女もなければ男もない。つくられることもなく、かわることもないということが説かれています。維摩経の教えでは、常識的に想像されるような型にはまった固定的の自己というようなものは実際には存在しません。

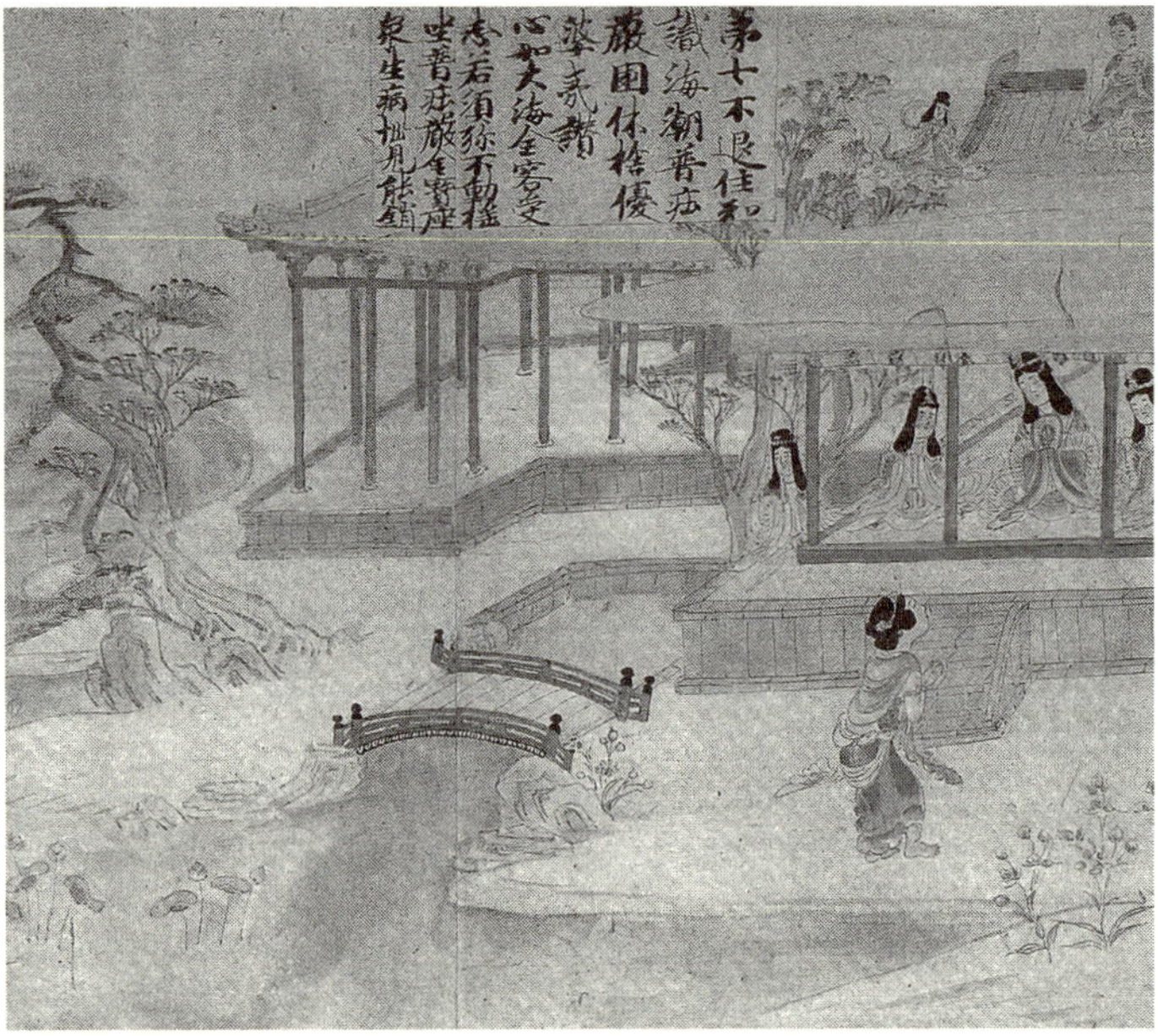
休捨（アーシャー）とよばれる女性信者

大乗経典『華厳経《けごんきょう》』の「入法界品《にゅうほっかいぼん》」では善財童子という青年が、文殊菩薩の指導の下に、理想の境地を求めて多くのよい指導者（善知識、善友）を歴訪し、最後に普賢菩薩のもとにおいて完成するということを描写しています。よい指導者は53人（数え方では55人）ですがそのうちの11人は女性です。8番目に訪問したのは休捨《アーシャー》とよばれる女性信者で、彼女の姿を見たものはさとりに対して不退転のこころをいだくことになります。彼女のもとには、あらゆる方角から仏陀たちがきて説法してくださる。彼女に会うものは、あらゆる仏陀の威徳によって安心することができる。このことばには女性に備わっている宗教性が美しく表現されていると渡辺博士は書いています。図は森本公誠編『華厳経入法界品　華厳五十五所絵巻　善財童子　求道の旅』（東大寺、1998年、26～27ページ）からで、休捨《アーシャー》にかしずく侍女たちは、休捨《アーシャー》にまみえたいと舞い降りてきた天女たちです。

　また善財童子が訪ねるよい指導者は菩薩、神、人とさまざまですが、人々には職業では香料を商う商人や漁師もいます。また童女、童子もいます。童女、童子からも学ぶという姿勢がみられます。よい指導者（善知識、善友）の原語「カルヤーナ・ミトラ」は直訳すればよき友で、根本的には上に立つ教師ではなく「ともに学ぶ仲間」だそうです。（木村清孝『さとりへの道　華厳経に学ぶ』、NHK　Eテレ　こころの時代　テキスト　2014年、105ページ）

　年末に東京国立博物館の「日本国宝展」からお帰りになったばかりの善財童子像にお会いするために、奈良県桜井市の安倍文殊院を訪ねました。善財童子像は振り返っておられて、いっしょに学びませんかとお誘いをうけているように思いました。今年も、よき友と学べますように。

（2015年1月）

試食会

2015年2月に「食物アレルギーの子どものためのレシピ集」試食会というのが、京セラドーム大阪の隣にある、大阪ガスハグミュージアムというところでありました。卵、牛乳、小麦、大豆などの食材を使わないアレルギー対応食の試食会でした。人参のスープ、豚肉の野菜巻き焼き、ライスバーガーなどどれも見た目もよいし、なかなかおいしくいただくことができました。作ったのは病院の栄養士さんとアドバイザーの料理研究家を中心としたチームで、小児科の看護師さんたちも調理の応援に参加し、午後3時の試食会のために朝からお昼も食べずに大活躍されていました。アレルギー対応食であっても味を犠牲にせずに美味しく作ることはなかなかたいへんです。栄養価も譲れません。これなら、食物アレルギーの子どもだけ別のメニューではなく家族みんなで食べることができます。

卵、牛乳、小麦が食べられないが大豆はOKということなら、伝統的な和食を基本にできます。子どもが卵、牛乳、小麦が食べられないので、夕食は家族みんなが卵、牛乳、小麦を抜いた和食をベースにした食事にしておられる家庭もあります。そのおうちのお母さんによりますと、家族みんなが子どもにあわせた食事をしているので、ヘルシーで、おかげで高めだったお父さんの血圧も至適になったと話しておられました。

第二次世界大戦前の日本では、現在ほど食物アレルギーの患者さんは多くなかったので、戦後の食生活などの生活環境の変化が食物アレルギーの増加と関係していると考えられます。現実的には食物アレルギーになった子どもたちに除去食を提供するのですが、食物アレルギーを増やす現在の食生活はそのままということではなくて、食生活自体を見直す努力も必要です。食物アレルギーにかぎらず、アレルギー疾患になる頻度はライフスタイルによって異なります。スウェーデンの小児病院の先生は、ストックホルムのシュタイナー学校の５歳から13歳の子どもたち２９５人を同年齢のほかの学校の子どもたち３８０人と比較して、このことについて報告しています。（Alm JS et al. Atopy in children of families with an anthroposophic lifestyle. Lancet 1999;353:1485-8.）原題のアントロポゾフィックライフスタイルのアントロポゾフィックは「人智学の」と訳されていますが、ルドルフ・シュタイナー（１８６７-１９２５）の思想に基づくライフスタイルです。食物アレルギー、アトピー性皮膚炎、気管支喘息などのアレルギー疾患がいままでにあった子どもたちの頻度は、比較した群の25％に比べて、シュタイナー学校の子どもたちでは13％と低い結果でした。シュタイナー学校の子どもたちは、ストックホルムのほかの学校の子どもたちに比べて、抗生物質を使用する頻度が低く、解熱剤を使用する頻度が低く、有機農法で作られた食品、発酵した野菜をよく食べているというちがいがあります。シュタイナーの考えは教育のみならず医学、農業、芸術、建築にもおよびますが、ライフスタイルのちがいとアレルギー疾患の有病率との関係は重要です。

さて、このシュタイナー学校とはということですが、子安美知子さんが『ミュンヘンの小学生－娘が学んだシュタイナー学校－』（中公新書、１９７５年）でくわしくご自分の娘の文《ふみ》さんの小学校生活について紹介しています。子安文さん自身の『私のミュンヘン日記　－シュタイナー学校を卒業して－』（中公新書、

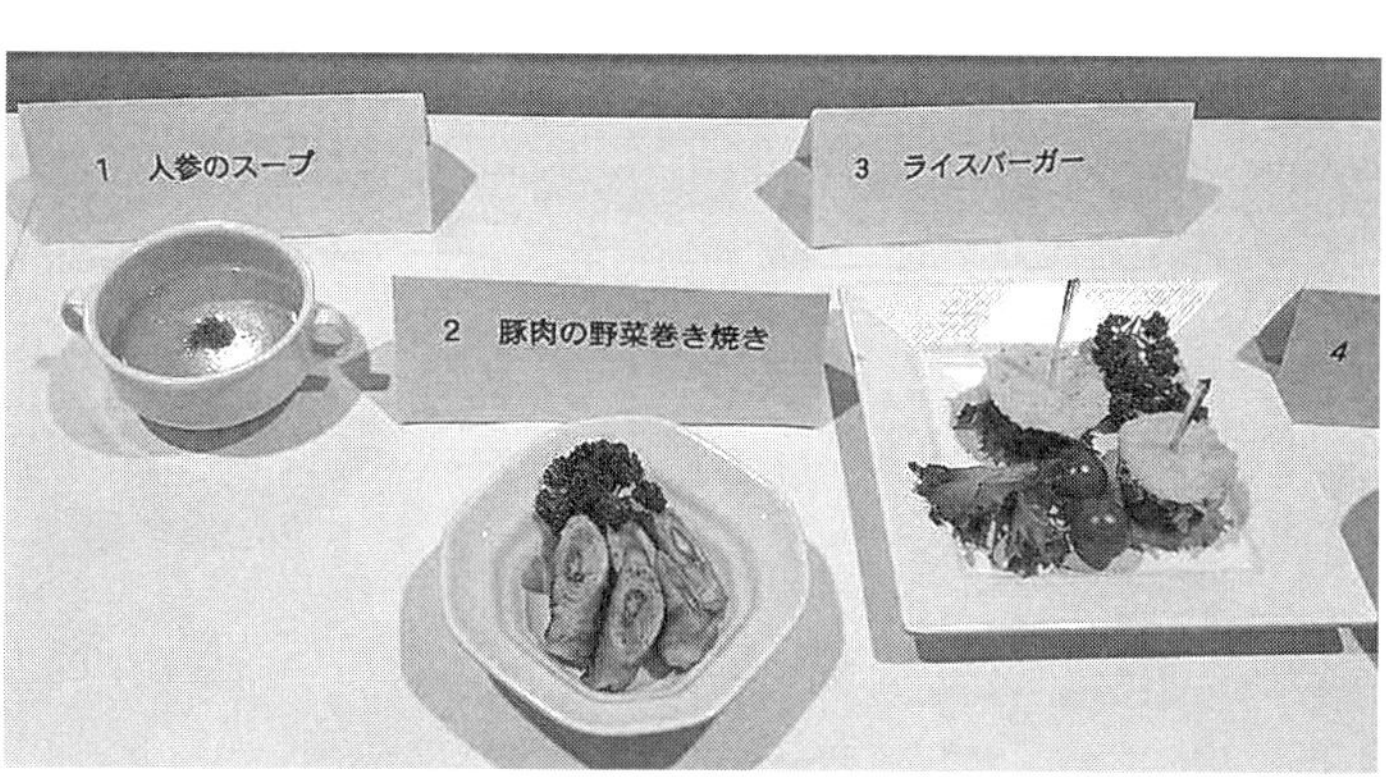
1　人参のスープ
2　豚肉の野菜巻き焼き
3　ライスバーガー
4

1986年）という本もあります。またドイツの作家、ミヒャエル・エンデの『モモ』、『はてしない物語』などの作品には、シュタイナーの思想が反映されていると言われています。エンデの作品には東洋的、仏教的なところも感じますので調べてみますと、紀元前6世紀の仏教のなり立ちに大きな影響を与えたと考えられるインド思想の要素もルドルフ・シュタイナーの考えの中に見出されると記載されていました（文庫クセジュ：アンリ・アルヴォン『仏教』13-14ページ）。

もうすこしエンデのことをおさらいしようと本棚を捜してみると子安さんの『エンデと語る　作品・半生・世界観』（朝日選書　1986年）という本がでてきましたので、最初に読んだのはいつだったかなと思いながらページを繰っていきました。そのうち、うとうとと眠ってしまい、夢の中で子安美知子さん、その娘の文さんたちとミュンヘンの日本料理店「三船」でお刺身を食べていました。そして、いつしか、心理療法家の河合隼雄のさんの「ユング心理学と仏教」というタイトルの講演会の会場にいました。講演会後の食事の席でビールでの乾杯のあと、河合隼雄さんに、食事の始めの「いただきます」という日本語には仏教的な響きもありますねと話かけると、河合さんはにっこりと笑って、いたずらっぽい表情をなさいました。

仏教における中心的な思想の空《くう》は食うに通じます……

とおっしゃったところで目が覚めました。夢の中の講演会の内容はまったく覚えていません。私には空《くう》の研究はむずかしすぎるので、「食う」の研究を続けたいと思います。

註：河合隼雄『ユング心理学と仏教』（岩波現代文庫、2010年）

（2015年3月）

興福寺北円堂

ＮＨＫ　Ｅテレの「趣味どきっ―国宝に会いに行く　橋本麻里と旅する日本美術ガイド」の第5回「迫力のリアリティー　東大寺の金剛力士像」（２０１５年4月28日放送）を、録画で連休中にみました。番組の前半は、東大寺の金剛力士像をとりあげていました。金剛力士像の阿形《あぎょう》と吽形《うんぎょう》のうち、口を閉じた吽形《うんぎょう》はやや無理な姿勢をとることによって、立体感に富む迫力を生み出しており、これが運慶の作風とされています。番組の後半には、興福寺北円堂の弥勒《みろく》如来像が紹介されていました。正面の運慶作の弥勒如来坐像に向かって右側が無着菩薩立像で左側が世親菩薩立像で、無着（アサンガ）、世親（ヴァスバンドゥ）とはインドの実在した兄弟僧侶です。番組では、弥勒如来には玉眼を入れずに永劫の中にいることを表現し、無着、世親には水晶の玉眼を入れて、生きて動いて私たちに教えを伝える人間の僧侶であることを示し、玉眼の有無で内面のリアルさをよく表現していると解説していました。さすが天才仏師、運慶ですね。

新聞で春日大社の御本殿特別公開が4月1日から5月31日までと知り、行きたいなと思っていたところに、興福寺北円堂特別開扉が4月25日から5月10日までと聞いたので、両方ともにと、5月の連休中に久しぶりに奈良公園を訪ねました。

１４０年ぶりに開門した春日大社の後殿《うしろどの》から参拝した御本殿の初公開の「磐座《いわくら》」は全体が白い漆喰で塗り込められていました。この磐座は春日大社に伝わる文書や絵巻に記載がなく謎の石でした。拝観料は１００0円で、特別記念品付とちらしに書いていたのですが、記念品は「春日　三笠香」というお香でした。

話が前後しますが、午前中にまず訪ねたのは興福寺北円堂のほうでした。東からお堂の中に自然光がはいり、無著菩薩立像、世親菩薩立像にゆっくりとお会いできました。お久しぶりです無著さん、昔から大好きです。無著、世親の兄弟は4世紀の初めに、今日のパキスタンのペシャワルでバラモンの家系に生まれました。兄の無著がいずれかといえば内省的であるのに対して、弟の世親は活動的であり、この2人を中心に唯《ゆい》識《しき》学派が組織されました。興福寺はこの唯識学派の思想を継承する法相宗のお寺です。書物によると無著は兜率《とそつ》という天上にのぼり、そこで弥勒菩薩から教理を学び、地上に戻ってその説を伝えたとされています。兜率という天上には、未来に仏陀となって出現すべき弥勒が待機しているという古くからの信仰があります。北円堂では弥勒菩薩ではなく弥勒如来ですが、その教えを無著、世親が説くという構図になっています。

弥勒菩薩について調べてみると、渡辺照宏『仏像百態』（淡交新社）が、1964年10月14日発行ですので東京オリンピックの開催中に出た古い本ですが、とくに興味深く、そこから弥勒についてお話しいたします。

弥勒は釈迦牟尼仏《しゃかむにぶつ》の弟子のひとりですが、実在したことが確実です。弥勒はベナレスの宰相の家に生まれました。この子が母の胎内に宿ってから、母はまったく別人になったようにすべての人々に親切をつくしました。それは胎児の影響にちがいないというので、この子の名をマイトレーヤ「慈悲ぶかきもの」とつけました。この言葉を漢字にうつして弥勒といいます。生まれながらに凡人とは異なり、占者はその人相をみて輝かしい将来を予言しました。ところが、この子の噂が国王の耳に入ると、将来、この子のために位を奪われるのではあるまいかと気をまわし、国王はひそかに人をやって殺させようとしました。これに気が付いた宰相は、ひとをつけて親戚のバーヴァリというバラモン学者のもとに送りとどけました。弥勒少年はそこで成人し、学問の理解がきわめてすぐれていました。

バーヴァリは釈迦牟尼仏が世にあらわれたことを知り、弥勒を含む16人の弟子を送りました。釈迦牟尼仏は、多くの弟子のうちで容貌も心境もほかにぬきんでていた弥勒が、そののち12年たってベナレスの家にもどり、そこで入滅して兜率天にのぼることを予言しました。そして56億7千万年ののち、ふたたびこの世にくだり、出家修行して仏陀となり、釈迦牟尼仏のときに救われなかったものを教化するということになっています。

弥勒信仰はインド以来、広く行われてきました。無著が兜率天にのぼって弥勒の教えを学んだとされるのもその例です。弥勒の名は仏教以前からあった古い信仰とも関係があるかもしれません。インド最古のヴェーダ神話のなかにミトラという神があり、愛情および契約の守護神でした。同じ名の神はイランにもあり、かつて、ミトラ信仰はギリシアからエジプトにも広がりました。ミトラとマイトレーヤ（弥勒）との関係についてですが、ミトラから派生した名詞にマイトラ（中性名詞）とマイトリー（女性名詞）とがあり、どちらも友情、親切、好意、善意という意味で広く用いられ、マイトレーヤ（弥勒）はそれの類語です。この古い有力な神、ミトラ神の信仰が釈迦牟尼仏の弟子においてマイトレーヤ（弥勒）として具現され、さらに将来の人類救済の希望の象徴になったのではないでしょうか。

（２０１５年５月）

ゴマの来た道

ゴマ（胡麻）は、高栄養の食物としてのみならず、香料、医薬用、灯用として古くから用いられてきましたが、さてゴマの生まれ故郷はどこでしょうか。ゴマのふるさとはアフリカのサバンナと言われています。そのため乾性に強く、「かんばつにゴマの不作なし」という言葉もあります。すでに紀元前４０００年前から３０００年前のエジプトのピラミッドから、ゴマは小麦とともに発見されています。アフリカから、はるか1万5千キロの長旅を経て、日本にまで到着しました。日本では、かつては北海道をのぞけば広く栽培されていて、ゴマの花はなつかしい夏の風物詩でした。小林貞作さんの『ゴマの来た道』(岩波新書、1986年)という本には、旅の途上で多種多様なゴマ食文化を生み出したことが書かれていて、たいへん興味深かったので以下に紹介します。

ゴマは食物としてたいへん貴重です。アフリカのサバンナの食事は雑穀が中心でデンプンに片寄っていましたので、油脂資源のゴマを使うことによって、栄養上のバランスがとれるようになりました。アフリカからはるか日本へと、ゴマはシルクロードを旅しました。イタリア商人のマルコ・ポーロは、シルクロードを通りますが、1271年にペルシャのイラン高原からアフガニスタン東北部に入りました。彼は、この地で食べたゴマ料理のすばらしかったことを「いまだかつて食べたことのない最高の味と香り」と絶賛して『東方見聞録』に書き留めました。この料理はアフガニスタンの伝統料理のプラオというピラフで、ゴマから絞った油で飯を炒め、これに羊肉と野菜を加え、スパイスも利かせた料理です。

日本では、ゴマは縄文時代の晩期にはすでに栽培されていたようで、日本料理にもよく使われます。握り飯には黒ゴマ塩というのがお約束で、海苔まきや昆布まきは、江戸時代からのものです。ゴマ塩握り飯は即席の陣中食として、昔、戦場の陣営の幕の内でも食べたので、これが幕の内弁当の始まりです。それが江戸時代になって、芝居見物の幕あいに食べる弁当になったのですが、ここでも、ご飯には黒ゴマを振りかけるのが普通です。わが国の最初の駅弁は、明治18年7月に宇都宮駅で販売されましたが、梅干し入りのゴマ塩むすびと2切れの香の物を竹皮で包んだもので、値段は5銭でした。その後全国の主要駅でいろんな幕の内弁当が販売されるようになりましたが、ご飯には黒ゴマが振りかけられていました。日本食の食材を力士に例えて、さて横綱、大関は何だろうと考えていきますと、ゴマは少なくとも「幕内」には入っていると思われます。

「ごまかす」という言葉もゴマからきています。広辞苑では、ごまかすはごまかしを活用させた語で、ごまかしとは胡麻胴乱《ごまどうらん》をごまかし（胡麻菓子）と言ったことから、見せかけだけよくて内容の伴わないもの。だまして人目をまぎらかすこと。また、目先ばかりをつくろうこと。「誤魔化し」とも書くが当て字。と説明されています。胡麻胴乱《ごまどうらん》は、ゴマ風味のあるお菓子でしたが、なかは空洞で中身のないものでした。別の説では、たいていの食べ物はゴマを加えることによってすっかりおいしくなること、つまり「ゴマ味化される」ことからきているそうですが、この説だとよい意味にもとれますので、ゴマはたいへん奥深いと思います。

附記：大乗経典『華厳経《けごんきょう》』の「入法界品《にゅうほっかいぼん》」では、善財童子という青年が、文殊菩薩の教えを受け、多くのよい指導者を歴訪するというお話が説かれています。よい指導者は53人（数え方では55人）で、東海道五十三次の53という数はここからきていると言われています。この数にひっかけて、この連載も前回の53回で一区切りにしようと思っていました。でも、東京から京都まで東海道五十三次で来たのなら、京都からもう少し足をのばしてもということで、もう少し連載することにしました。

（2015年7月）

角大師

2015年8月のお盆の時期に、四天王寺さんの「万灯供養法要」に行ってきました。写真は黄昏《たそがれ》時の中心伽藍内で、次々とロウソクの灯が灯されていきました。きまった時間になると僧侶が般若心経を唱え、参詣の人々も配られたお経の紙を眼で追いながら唱和していました。帰りに、この期間限定の魔除けの携帯ストラップを授かってきました。デザインは角大師《つのだいし》といって、鬼の形をしています。角大師とは慈恵大師《じえだいし》良源（913-985）の1つのお姿で、入滅が正月三日、つまり元三であったことから、俗に元三大師《がんざんだいし》と呼

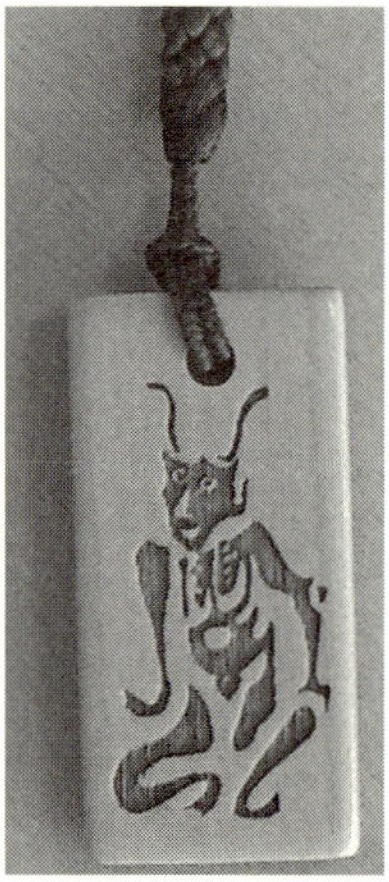

角大師（つのたいし）

ばれています。

コレージュ・ド・フランスの初代日本学講座教授だったベルナール・フランクさんの『「お札」にみる日本仏教』（藤原書店　２００６年）を参照しますと、元三大師は比叡山延暦寺18世座主で、強力で有効な祈祷で有名であったことから、入滅後、ほかの高僧に例がないほど強く俗信の対象となり、その信仰は大衆にまで広がりました。鎌倉時代から室町時代には、元三大師の肖像版画を護符として家の門口や柱にはる習慣がおおいに流行しました。おみくじの創始者といわれ、四天王寺にも中心伽藍の北西に元三大師堂があり、毎月3日が例月祭です。

　元三大師の護符には、僧侶の姿のものもありますが、今回授かってきたものは角大師と言って鬼の形をしています。伝えによりますと、元三大師が悪魔降伏の行法を修せられた時に、大師がこの形に変化して見えたとされ、また別の伝えでは、大師の姿を映した鏡に鬼の形が現れたとされています。魔除けの携帯ストラップですが、一見したところ痩せていてあまりこわくない、ゆるーいキャラクターのようにお見かけします。

　鬼も日本ではゆるくなるという例は、日本霊異記、中巻25の「閻魔大王の使いの鬼が、召されるものからごちそうをうけて、恩に報いた話」にもみられます。講談社学術文庫版（中田祝夫訳注）から紹介しますと、聖武天皇の時代（奈良時代）に讃岐の国（香川県）山田郡に衣女《きぬめ》という人がいました。衣女は急病になりましたが、門の両側に山海の珍味を疫病神への贈り物として、置いておきました。さて衣女の病気が重くなり、閻魔大王の使いの鬼があの世からこの世に迎えにやってきました。鬼は衣女をあちこち探し回って疲れていたので、山海の珍味を食べさせてもらいました。鬼はごちそうしてもらったのだから恩に報わないといけないと言って、この衣女は連れて帰らずに、うたりの群の同性同名の衣女を身代わりにしてあの世に連れて帰りました。

ところが、閻魔大王はこの衣女を同性同名の別人だと見破って、最初に指名した衣女を召してくるように

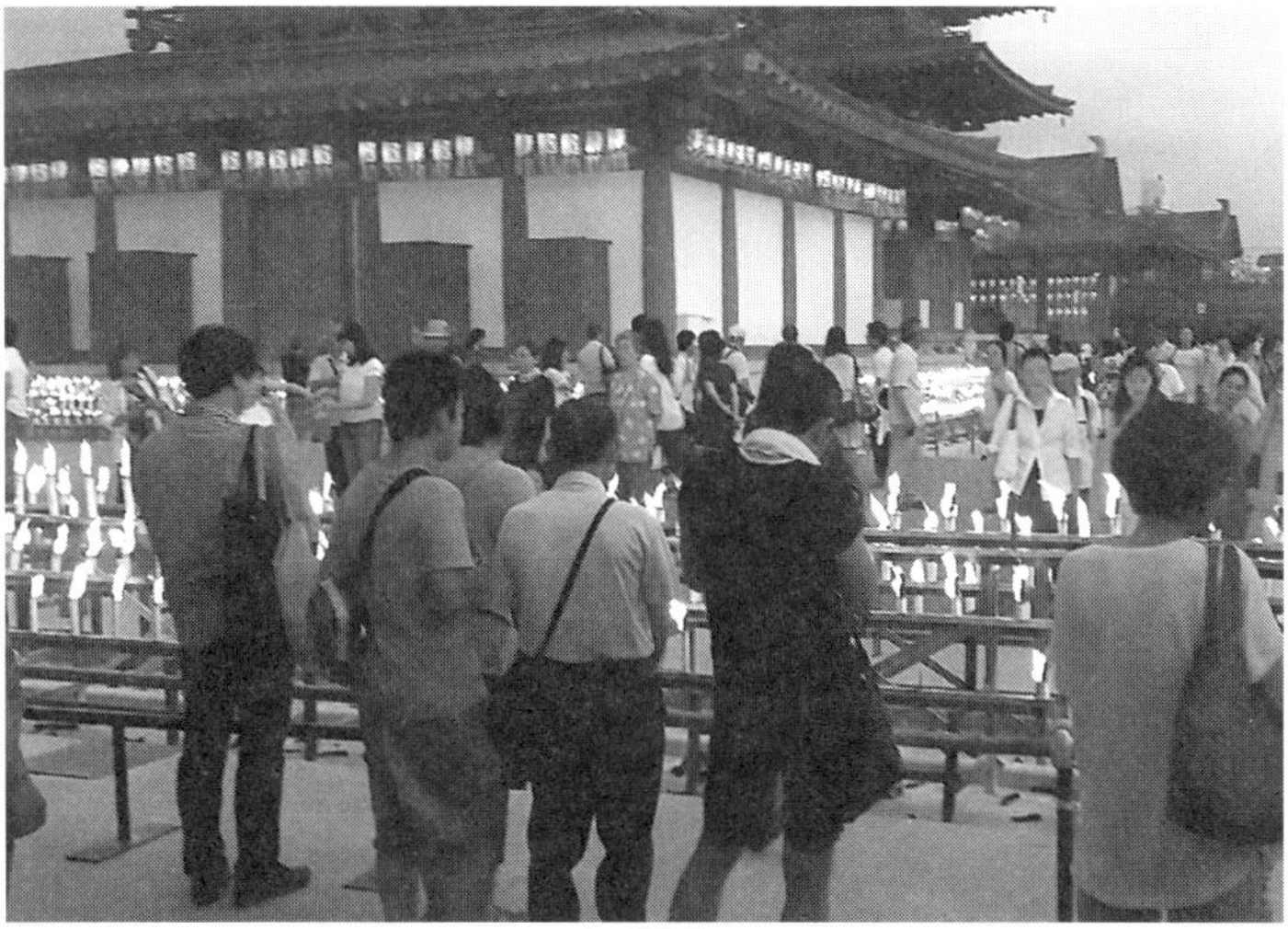
万灯供養法要

鬼に命じました。うたりの群の衣女は許されて家にかえったのですが、3日すぎていて、家ではその体を火葬にしてしまっていました。そこであの世の閻魔大王のところにもどって、心を宿す体を失ってしまったので、もうよりどころがありませんと訴えると、山田郡の衣女の体がまだ残っているので、その体を使うようにと命じられました。このようなわけで山田郡の衣女の体は、うたりの群の衣女の心を宿して生き返りました。生き返ってから、山田郡の両親に、私の家は山田郡でなくうたりの群にあると言いだしました。そして、うたりの群の両親のところに行くと、私たちの子はすでに火葬にしてしまっていると言われたので、衣女は閻魔大王のところでのいきさつを詳しく話ました。話をきくとどちらの両親ももっともだと信じたので、この衣女は4人の両親をもち、両家の財産をもらいうけました。著者は「ごちそうを用意して、鬼に供え物をすることはよいことだ」という教訓でこの話を結んでいます。
日本霊異記は奈良時代の薬師寺の僧である景戒(きょうかい／けいかい、生没年不詳)によって、僧の大

衆向け説法の素材として編まれたと思われます。そのため、著者が語る話の内容は、必ずしも仏教の教えとは関係なく、聴衆の考えや好みも反映していたのかもしれません。景戒は妻子もおり、俗っぽい人だったのでしょう。

角大師は魔除厄除のみならず、学業成就・合格祈願のご利益でも篤く信仰されてきました。皆様の学業成就にもご利益がありますように。

（2015年9月）

宗達

2015年10月31日（土）夜にNHK　BSで〝ザ・プレミアム「風神雷神図」の謎～天才絵師・俵屋宗達とは誰だったのか〟をみました。京都国立博物館の琳派展は開催初日に行っていたので、作品には親しみがありました。番組の最後のほうで、宗達が風神雷神を描いたのは亡くなった恩人角倉《すみのくら》素《そ》庵《あん》の鎮魂のためで、雷神に素庵への思いを重ね、自らも風神となって雷神に寄り添ったという説が紹介されていて興味をもちました。これは林進さんの説ですが、ネットに林さんの講演録がのっていて、従来とは違った視点からの解説がおもしろいと思いましたので紹介したいと思います。

角倉《すみのくら》素《そ》庵《あん》（1571～1632）は朱印船貿易で財をなした角倉了以の長男で実業家のみならず儒学者、書家としても知られており、宗達の有力なサポーターとなっていました。その素庵は1627年にハンセン病を患い隠棲しました。現在ではハンセン病は治療可能な病気ですが、その当時は不治の病とされ社会的に隔離されていました。素庵はやがて失明しましたが、病のなかでも『文章達徳録』の増補、『本朝文粋』の校訂を続行し、1632年に亡くなるまで学問を続けました。

宗達は『本朝文粋』を刊行することで素庵の友情と恩義に応え、1630年に上梓しました。林進さんによりますと、宗達はこの上梓を機会に絵筆を置くことを決心していた。ところが、水尾院がこの刊行に対する褒賞として宗達に法橋位を贈ったので、宗達は慣例に従って屏風絵三双を宮廷に進上しました。さらに、大名、門跡寺院、町衆からも注文が入り、宗達は絵師を辞められませんでした。宗達は素庵が没した翌年に風神雷神図屏風を完成させ、またその頃に養源院の襖絵と杉戸絵を浅井長政の鎮魂のために、長政の孫で御水尾天皇の中宮、東福門院の命によって描き、宗達は絵筆を置きました。

林進さんは、宗達は裕福な町衆出身の絵師という通説を覆す可能性がある資料を示しています。まだまだ議論の余地はあるようですが、林説によりますと、宗達は清水寺参詣の清水道に面した六波羅蜜寺あたりの「六原」に住んでいたと推察されます。このあたりは京の葬地の一つ、鳥辺野の入り口に相当します。そし

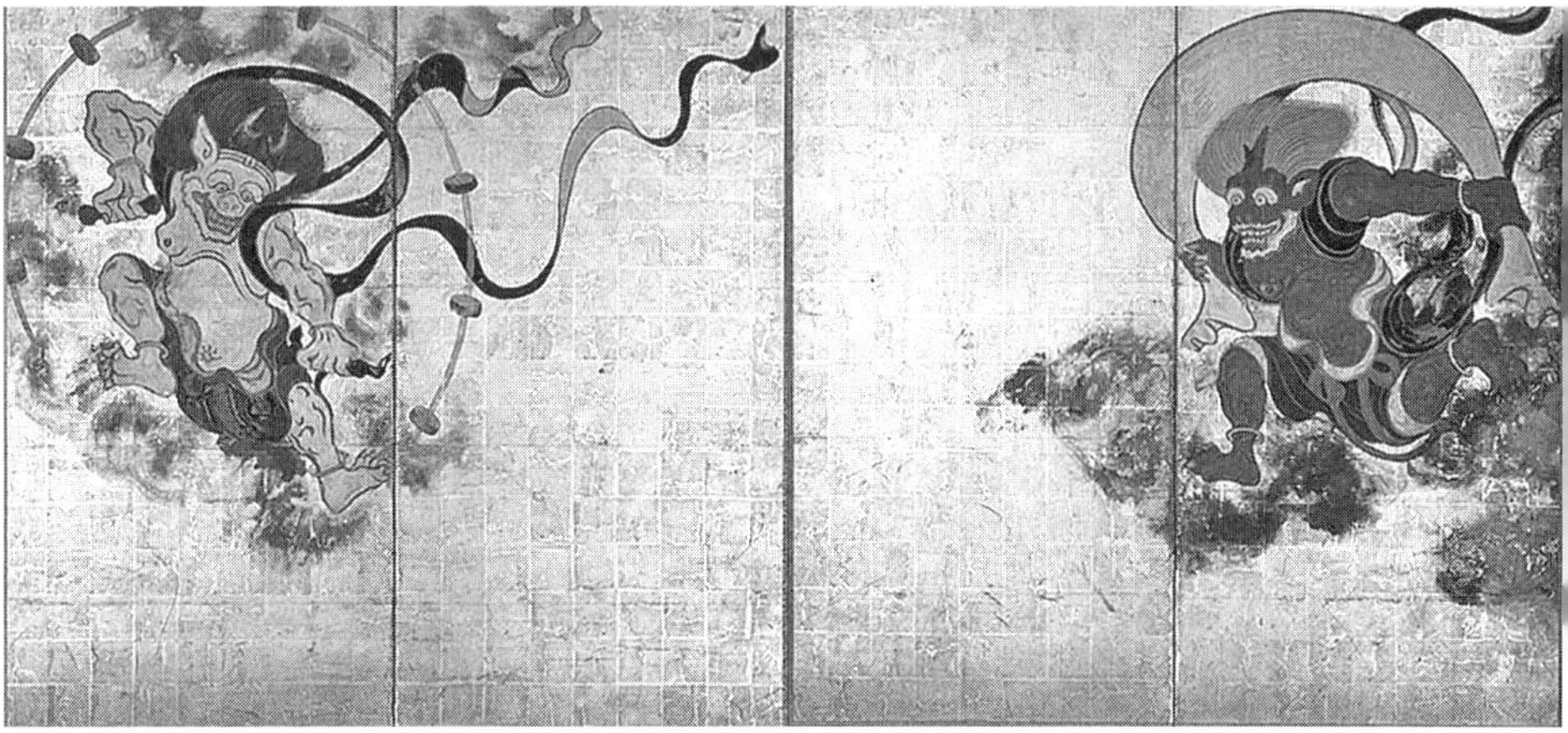

風神雷神図屏風

て、清水坂は中世には非人が住むところとして知られていました。このことが、宗達が生没年不明の謎の絵師ということと関係するのかもしれません。

宗達の作品のテーマには死と再生、六道輪廻を扱ったものもあります。平家納経の補作の表紙絵、西行物語絵巻など遊び心とともに無常観を感じる作品も、もし作者が六波羅蜜寺あたりに住んでいたと考えると、いままでとは違って見えてきます。

風神雷神図屛風は現在定説としては妙法院三十三間堂の本尊千手観音像の眷属二十八部衆と風神、雷神の風神像、雷神像にヒントを得て描かれたとされています。林進さんは白い雷神に病気で亡くなった素庵の面影を重ねて（白雷＝白癩＝ハンセン病）墓碑とし、宗達自身も風神となって雷神に寄り添っていると説いています。

私は、博物館で風神雷神図屛風を見て、ヒントになったとされる三十三間堂の風神像・雷神像も拝観しました。本尊千手観音像と眷属二十八部衆の両脇に風神像、雷神像が配置されています。そうすると、風神雷神図屛風の風神・雷神の間のなにも描かれていない金色の空間に、千手観音像が浮かび上がってきます。角倉素庵が千手観音によって救われますようにと、宗達が素庵の冥福を祈っているようにも読めてきます。

また、三十三間堂の筋向いにある養源院の杉戸絵の唐獅子と白象も拝観しました。養源院のお坊さんによりますと、緑色の唐獅子は文殊菩薩の乗り物、白象は普賢菩薩の乗り物ということを踏まえていますとのことです。そうすると緑色の風神に緑色の唐獅子を連想すると文殊菩薩、白い雷神は白象、普賢菩薩と連想をつないでいってもおもしろいかもしれません。文殊菩薩と普賢菩薩を両脇にした中央にはということになると、図像学的に言えば釈迦如来が浮かんできます。

文殊菩薩が非人となってあらわれるという文殊信仰があります。鎌倉時代の西大寺の僧、忍性は非人となったハンセン病患者の救済に奔走しました。現在、西大寺本堂を訪ねると、本尊釈迦如来立像、文殊菩薩像などを拝観できます。西大寺文殊菩薩像は、観光客が少なくて、ゆっくり拝観できていいですよ。宗達が六波羅蜜寺あたりの住人であったとすれば、すなわち、葬祭儀礼を通じてこの世とあの世をつなぐ世界の周辺の人であったとすれば、ハンセン病となった角倉素庵の救済ということから飛躍して、素庵はハンセン病患者となってあらわれた文殊菩薩ではなかろうかとまで宗達は思い至っていたのではないでしょうか。

風神雷神図屏風はそのデザインの斬新さに強い感銘を受けました。白い雷神は枠からはみ出て、おおいにコミカルに天空に遊んでいるようにみえますが、顔をアップにしてみると、悲しみを秘めているようにも感じます。天才、宗達の芸術性の秘密には尽きないものがあるようです。


（2015年11月）

サンタ・ラン

サンタ・ランとは参加費（衣装代こみ）を払って、サンタクロースの衣装を着てランニング（または散歩）するイベントです。その収益が病気と闘う子どもたちへのクリスマスプレゼントになります。今年の参加費は1人3000円でした。大阪では2009年から行われていて、私たちの病院にも毎年プレゼントが届きます。イギリス・スコットランドのエジンバラで開催されているサンタ・ランに感動した女性が日本でもこのイベントをしたいと思って関係者にメールを出したことがきっかけで大阪でも始まりました。プレゼントを届けてもらっているお礼も兼ねて、2015年11月29日の日曜日、病院有志で大阪城公園まで行ってきました。大阪城の周囲約5キロメートルをサンタ・ランならぬサンタ・ウオークしてきました。秋の公園は一部紅葉していて、天候にもめぐまれすがすがしい一日でした。

そして、12月17日木曜日の夕方、私たちの病院にサンタさんがやってきました。今年は英語も日本語も何

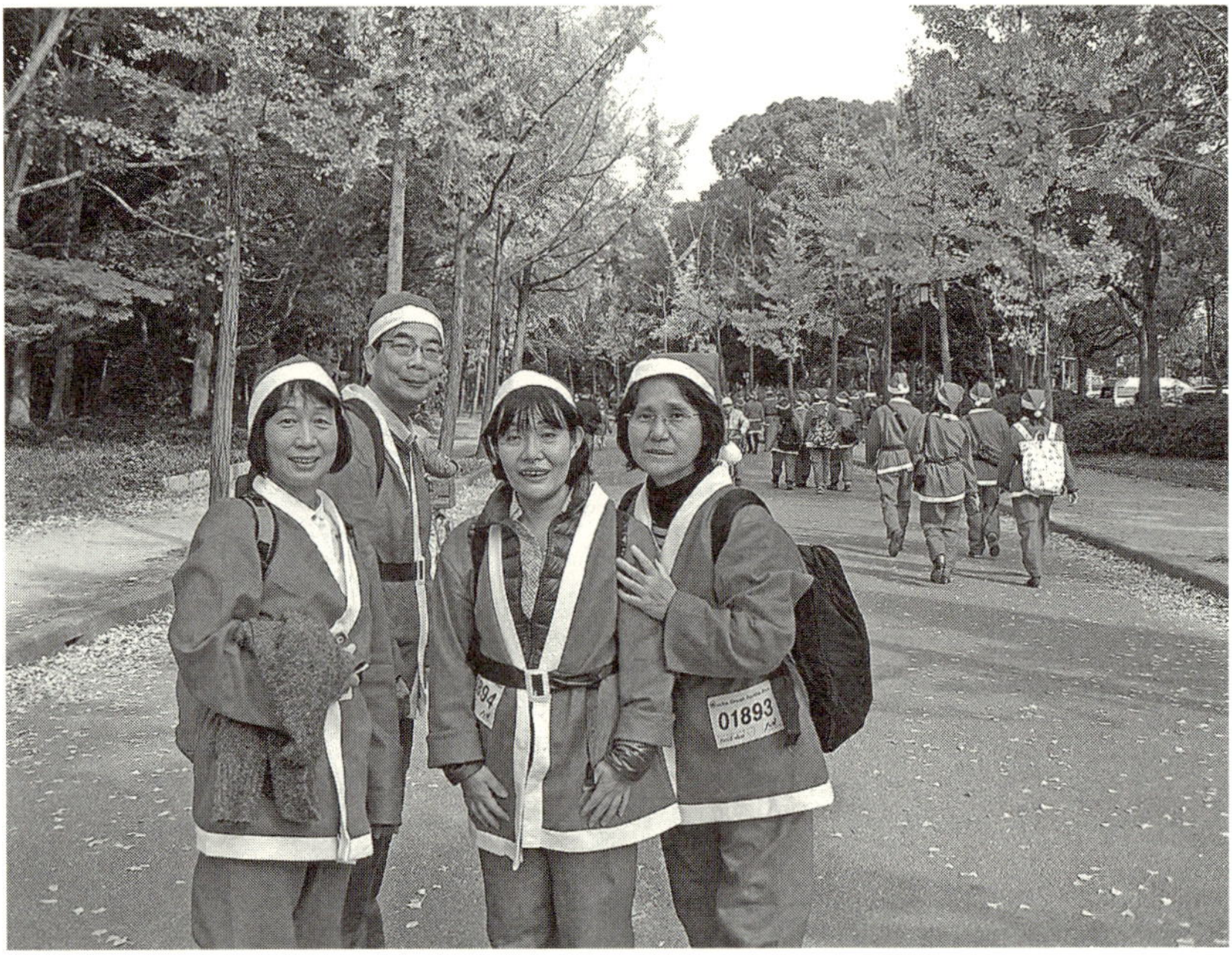

語でも?話せるという、米国サンタクロース協会公認のサンタさんでした。小児病棟のクリスマス会の会場は、楽しいイベントで盛り上がっていました。サンタさんが来るとは知らなかった子どもたちは、本格的なサンタさんの突然の登場に、一瞬固まってしまった子どももいたのですが、驚きそして大喜びでした。プレゼントをもらったときの笑顔はみんなも幸せにしました。この時の写真の一部はOSAKA GREAT SANTA RUNのフェイスブックに掲載されています。ボランティアの人たちがサンタの衣装を着ておもちゃや絵本を買いに行き、病院に届けるまでの舞台裏に密着した映像は、24日のクリスマス・イブの夕方に読売テレビで放送されました。

さてそのサンタクロースですが、ヨーロッパの聖ニコラウス信仰がいかなる変遷をへて現代のサンタクロースになったのかは、葛野浩昭さんの『サンタクロースの大旅行』（岩波新書、1998年）でわかりやすく解説されていました。この本を読んで興味をもったエピソードを以下に紹介したいと思います。

1994年、ノルウェーのリレハンメルで冬季オリンピックが開かれました。その開幕式典の冒頭に、「サンタクロース民族」のサーミ人たちがトナカイの橇で登場し、ヨイクと呼ばれる歌をサーミ語で熱唱しました。サーミ人はノルウェーに45000人、スウェーデンに25000人、フィンランドに5700人、ロシアに2000人が住んでいますが、いずれの国でも少数民族です。ノルウェーは少数民族ではあるが自らの国の先住民族であるサーミ人に最大限の敬意を払ったと言えます。また、ヨイクを熱唱した男性はフィンランド国籍を持つサーミ人でしたので、ノルウェー国籍にもこだわりませんでした。

葛野浩昭さんは、リレハンメルでヨイクを歌った人の姿が、北欧のサンタクロースの性格を象徴していて、国籍や民族といった垣根の風通しをよくすることへの努力を続けている北欧諸国こそ、世界中の子どもたちのもとに自由に旅するサンタクロースが住む国々としてふさわしいと言っています。葛野さんは、北欧の小国が中立・平和国家のイメージを持つように、フィンランドが国をあげてサンタクロース事業に取り組んでいったことを説明しています。フィンランドの首都ヘルシンキで発行されている英字新聞『シティ』が1997年に行った読者アンケートの「フィンランドにとってもっとも重要な人物は誰だと思いますか」という問いに対する答えの第1位はサンタクロースで、44%という圧倒的な支持を集めました。サンタクロースは平和のシンボルだと思います。

ところで、ギリシャではサンタクロースは12月24日ではなく、大みそかに来るのだそうです。そして、新年を迎えます。

（2016年1月）

翔子　書と共に生きて

開演前に舞台の黒いカーテンの右隅が少し開いて、「みんな来てるかなあ」とでも言いたそうな、人なつっこい笑顔がみえ、すぐに見えなくなりました。初めてあ、金澤翔子さんだなとすぐにわかりました。初めてなのに、以前からの顔見知りのように思えたのがふしぎです。

NHKのETV特集で「書家・金澤翔子30歳～娘と母　新たな旅立ち～」を見た余韻に浸り、翔子さんの書をネットで探していたら、翔子さんのホームページをみつけました。スケジュールに2月28日（日）金澤翔子席上揮毫《きごう》・金澤泰子講演会、会場：泉南市総合福祉センターとあるのを3日前にみつけました。会場が大阪府内で、電話をかけると一般参加歓迎とのことでした。これもふしぎなご縁だと思い、泉南市まで行ってきました。

開演時間になって翔子さんが現れると、250人入れる会場のいちばんうしろから「翔子ちゃーん、がんばってー」という声があがりました。翔子さんはうれしそうに手を振りながら「翔子がんばりまーす」と答えました。サポーターなのでしょうか、応援メッセージを掲げていました。そのあと、真っ白い大きな紙を前に、黒い服を着た小柄な翔子さんは、紙を前にして正座し手を合わせてお祈りしました。「お父様、うまく書けますように」と私には伝わりました。そして、会場がすっかり静まりかえっているなか、「共に生きる」と力強く書き始めました。母の康子さんが余分な墨を別の紙に吸い取らせていきますので、母子の共同作業です。書には言霊《ことだま》が宿ると言われます。いたずらっぽくてやさしく見えるこの人が、こんなにも気魄がこもった文字を書くのかと感動しました。

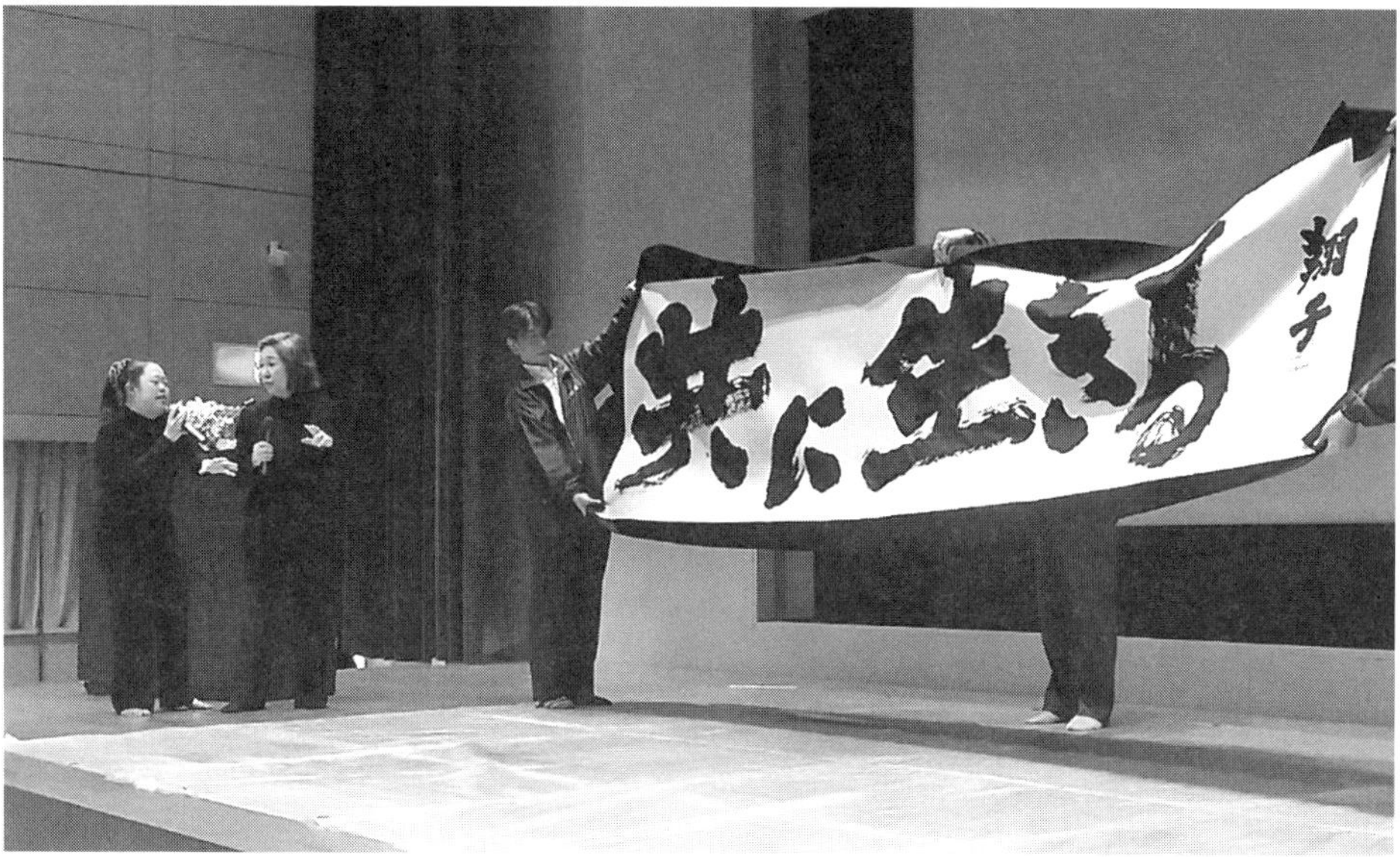

左から金澤翔子さん、金澤泰子さん

会場には障がい児と家族のかたも来ていました。金澤康子さんは講演の最初に、会場を見渡して、翔子さんが今自立して1人暮らしをしていること、そして実家に帰ってきても泊まらずにすぐに帰ってしまうと話始めました。親からみたら寂しいだろうと思っても、本人はお月様を通じてお話しできるので寂しくないと言いました。

翔子さんが生まれて52日目にダウン症と告知されました。絶望のあまり、この子に薄いミルクを与えて衰弱死させて自分も死のうと思い、薄いミルクを泣きながらあげていると、この子が小さな手を差し伸べて涙をぬぐってくれ、微笑んでくれました。翔子さんに救われたのでした。

翔子さんは小学3年まで普通学級で過ごしました。担任の先生にご迷惑をかけているのではと話すと、翔子さんがいてくれると、クラスにやさしい子がふえて明るい雰囲気になりますと言われたので康子さんはうれしく思いました。

4年生の時に、担任の先生から普通学級は無理なので身障者学級のある学校に転校するように告げられて、悲しくなって、学校を休ませました。家で書道教室を開いていて、翔子さんも5歳の時から書を続けていました。祈りの毎日を送り写経に親しんでいた康子さんは、不登校の時間を耐えるために般若心経272文字を翔子さんに書かせてみようと思い立ちました。10歳の子どもにはむずかしすぎると承知しながら、朝には今日は叱らないようにしようと思っても、つい自分の娘にはできないと叱ってしまいます。叱られながら、泣きながら、それでも1行書くごとに、ありがとうございますと言いながら、何日も何時間も、3千字以上書き、ついに書きあげた翔子さんの般若心経には涙のあとが残っています。この日々に書の基本が身についたのだと思います。その後、登校しないでは済まないので、家から遠くなった身障者学級に通いだすと、翔子さんには好きになった男の子もでき、楽しい日々を過ごすようになりました。

ところが翔子さんが14歳の時に、翔子さんの父、裕さんが家族の目の前で心臓発作をおこして倒れ、そのまま亡くなりました。52歳でした。その死後1年あまりで、康子さんの7歳年下の妹も癌で亡くなりました。自分がもし死んだら翔子はどうなるのだろうかと思いながらも、夫が残した会社の整理を海外支店も含めてしなければならなくなりました。その日々のなか、翔子さんが18歳になり作業所にいくことが決まっていたのですが、学校から作業所への内申書がまちがって保護者の康子さんに届きました。その内申書に書かれていた保護者にはたいへんつらい内容を読んで、翔子を作業所に行かせるわけにはいかないと決心しました。これから翔子をどうしようかと窮地に立ちながら、夫の裕さんが「翔子は書が上手いので二十歳になったら個展を開こう」と言っていたのを支えに、2005年12月に銀座書廊で個展「翔子・その書の世界」を開きました。すばらしい図録も作り、この子は結婚することはないだろうからそのかわりにと帝国ホテルで記念の宴会を開き、席上揮毫も行いました。

その生涯1度と開いた個展には、多くの人が訪れ、書の前で泣いている人が続出しました。康子さんの祖父も父も書に造詣の深い人でした。床の間に飾られた祖父の書を眺めながら育った康子さんは、書は自分のほうが上手だが、自分の書をみた人は泣かない。しかし、翔子の書は自分からみればへただなと思うこともあるが、人を感動させる力がある、人智を超えた力はあるのだと信じています。また、翔子さん自身はもともと自分が不幸だとは全然思っていなくて、親が勝手にこしらえた期待に合わないから自分の子どもが不幸だと以前は思ってしまっていたが今は幸せですと、康子さんは話しました。2年前に翔子さんに病気をどのように理解しているかを知りたいと思って、ダウン症の人はどんな人なのとたずねたら「書のうまい人」とかえってきました

２０１５年3月20日、世界ダウン症の日の国連本部でのスピーチに、翔子さんは、亡くなった自分の叔母さんが能楽で着るはずだった、かたみの着物を着て臨みました。会場には母がおり、翔子さんの胸の中には父がいる、そしてスポットライトに映える叔母さんの白い着物の力もあったのでしょうか、1人で上手に気持ちを伝えられました。

康子さんの講演のあと、翔子さんは再びステージにあらわれ、心のパートナーである、マイケル・ジャクソンの踊りを披露してくれました。どこまでもやさしい気持ちにしてくれる人だなと思いました。

（２０１６年3月）

茶の文化史

連休を利用して京都の東福寺に行ってきました。通天橋は新緑に包まれていて絶景です。特別拝観で法堂《はっとう》と禅堂の内部が公開されていました。禅堂は１３４７年再建で、わが国最古最大の座禅道場です。そのあと、方丈の八相の庭を拝観しましたが、ちょうどコマーシャルの撮影を行っていて、拝観者にご迷惑をかけて申し訳ないということで、拝観料は無料になっていました。枯山水庭園を前にして着物姿の女優さんと

お茶のペットボトル。お茶のコマーシャルとお見受けしましたが、さてどんなセリフのコマーシャルなのでしょうか。

お茶といえば千利休ということで、別の日に堺の千利休屋敷跡を訪ねました。そこの石碑には、千利休の祖父は室町時代の将軍、足利義政の同朋衆であった千阿弥ですと書いてありました。さてその同朋衆についてですが、村井康彦さんの『茶の文化史』(岩波新書)を読みますと、中世文化と同朋衆についての記載がありました。そのルーツは、鎌倉最末期から南北朝にかけて武将に同道した時宗の従軍僧に求められます。従軍して、戦傷者の治療や戦死者の葬礼を行いました。そして室町時代の初期に、幕府の職制に組み込まれ、その名称は宗教的意味をもつ阿弥号で呼ばれました。しかし、阿弥号をもつものがすべて同朋衆ではなく、猿楽の観阿弥、世阿弥は同朋衆ではありませんでした。室町時代の同朋衆の仕事は使い走りから、茶の湯、立花にいたるまで多様でしたが、そのなかから一芸に秀でたものがでて文芸、芸能活動を行っていました。

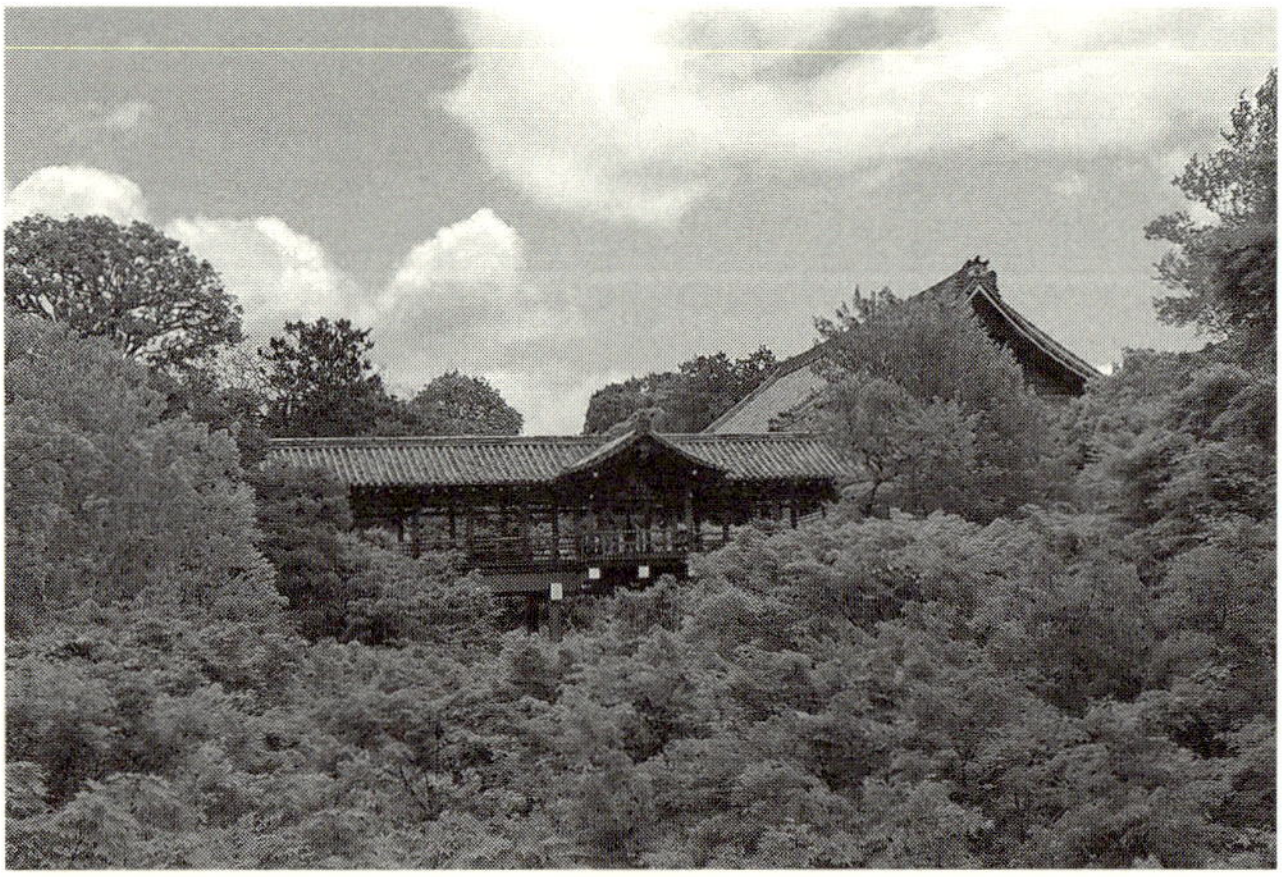
東福寺

村井康彦さんは、千利休の祖父が千阿弥であるということに異論があり、一族に千阿弥がいただけだと説いています。ともあれ千利休というと、その頃海外貿易で非常に豊かであった堺の町衆出身であったことがまず思い浮かびますが、町衆の趣味・教養の背景に阿弥の芸術があったこと、さらに阿弥号には宗教的な意味があったことに思いをはせると興味が尽きません。

　さて、千利休屋敷跡の西隣には「さかい利晶の杜」という会館が一年前にできていました。千利休、与謝野晶子など堺の歴史・文化の会館です。特別観覧セットというのがあり、千利休茶の湯館・与謝野晶子記念館、立礼呈茶《りゅうれいていちゃ》、さかい待庵《たいあん》特別観覧の３つがセットになって１０００円でした。さかい待庵は大山崎町にある国宝の待庵を復元したものです。利休と晶子の展示をゆっくり見た後、予約の時間に待ち合わせ場所に行きました。年配のおばさま2人と私にガイドが１人ついて、復元した2畳の茶室の中に案内してくれました。茶室はみるだけで入ったことがなかったのですが、入ってみるものですね。２畳の茶室は、４人でも狭さを感じずに、むしろ気持ちが落ち着きました。茶室からみるお庭は、新緑に映えて格別に素敵でした。

　床の間の掛け軸には「老古錐」とありました。使い古して先の丸くなった錐という意味です。臨済禅、黄檗禅の公式サイトをみますと、使い古した錐はさきが摺りへって丸くなり、角もなく無用なものとして捨てられ、忘れ去られた存在になるように、平々凡々、愚に徹した人を老古錐と云うと書いていました。利休の名の由来ですが「名利共休《みょうりともにきゅうす》」という言葉からとされています。名利とは名聞利養のことで、名聞とは名誉が世間に広がる事、利養とは財を追い求める事、休すとは休止の意で断ち切る事です。「名利共休」とは何かと問われたら、「老古錐」と答えるということでしょうか。おばさまもガイドさんも、以前に国宝の待庵を見学されていて、茶室にくわしいおばさまとガイドさんとのたいへんマニアックな会話も楽しみました。でも、おばさまのお庭の灯篭が織部灯篭ですかという問いに、ガイドさんはしらないので調べてお答えしますとのことでした。たしかに、織部好みには見えました。

　茶室をあとにして、立礼茶席の椅子席で抹茶と和菓子をいただきました。２組の若いカップルがいましたが、若い女性は2人とも抹茶の席は初めてのようで、その日の当番の表千家の先生からお点前の解説をしてもらっていましたが、とても楽しそうでした。年配のおばさまの茶室の知識に感服した後でしたので、若い女性の初心者ぶりに、世代が変わると趣味も変わるものだと思いました。東福寺の方丈でおこなわれていたコマーシャルの撮影ではお茶はペットボトルだったので、現代のお茶の飲み方はこのようであるということでしょう。

（２０１６年5月）

がん　４０００年の歴史

２０１１年9月12日の読売新聞の記事ですが、当時国立病院機構大阪医療センターに勤務していた小児科医の楠木重範先生（当時36歳）が紹介されていました。先生は、子どもの頃にがんを発症しそれを克服した経験があります。中学2年で小児がんの一種である悪性リンパ腫を発症したのですが、その時は自分の病名を知りませんでした。抗がん剤治療で髪が抜け、副作用でふくれた顔を学校で「きしょい」と言われたこともありましたが、生死にかかわる病気だとは思いませんでした。自分の病気について知ったのは、医学部の実習で小児がん患者を診るようになってからでした。小児がん患者であっても、なるべく家族と過ごすようにしてあげたいし、元気なら遊べる環境を提供してあげたいというのが先生の願いでした。

その楠木先生は、治療中も質の高い生活を送れるように計画された小児がん治療施設「チャイルド・ケモ・ハウス」を、２０１３年4月に神戸市のポートアイランドに建設しました。小児がんの治療は短くて6ヵ月、長ければ1年以上の入院治療が必要です。病院は闘病の場であるばかりではなく、生活の場となります。子どもは日々成長していくものですが、無機質な病院では困難なことが多々あります。家族（主にお母さん）は日中はイスひとつで、夜間は簡易ベッドを使用して寝泊まりし、子どもに寄り添って生活します。これらの問題を解決したいという治療施設がようやくできました。

楠木先生が現在小児科医として活躍しているように、小児がんの治療成績は年々向上してきています。最近、医師でがん研究者であるシッダールタ・ムカジー先生の『がん－4000年の歴史－』（ハヤカワ文庫NF、2016年）を読みました。著者はがんの歴史について興味深く、広範囲に記載していますが、小児がん治療についても書いていました。1961年に米国テネシー州メンフィスのセント・ジュード病院に赴任した、当時36歳の腫瘍学者ドナルド・ピンケル先生は新しい白血病治療プログラムを開始しました。小児急性リンパ性白血病に対する、高用量併用化学療法を中心とし、脳脊髄液への抗がん剤注入や脳に残存するがん細胞を殺すための頭蓋への放射線照射も加えた、治療期間も2年から3年に延長した総力戦ともいうべき強力な治療計画でした。当初、同じ病院の医師からも強烈すぎて毒性が強すぎるといわれた治療は、その後どうなったか。18年後の1979年に、ピンケル先生はそれまでに治療をおこなった278人の患者全員を再調査しました。その治療成績は80％の患者が治療終了後一度も再発していなかったという、それまでの常識を塗り替えるきわめて画期的なものでした。「小児急性リンパ性白血病はもはや不治の病とはいえない」と先生は論文に書きました。

このピンケル先生の名前をみて、とても懐かしく思いました。それは、私が大学を卒業した1977年当時、阪大病院小児科では小児急性リンパ性白血病に対して、すでにピンケル先生の論文に沿った治療がおこなわれていたからで、治療成績が向上していく途上でした。しかしながら、抗がん剤はがん細胞だけではなく正常の細胞にも働くので、副作用も強いものでした。また、すべての小児がんの治療成績が向上していたのではありませんでした。

がん細胞は不死を追い求めて、増殖し続けます。ムカジー先生は、がんの不死性は正常の生理機能から拝借してきたものだという説を紹介しています。多くの正常な臓器には、無限に再生できる幹細胞がわずかに存在します。骨髄の幹細胞の造血幹細胞はすべての血球を作り出すことができます。造血幹細胞は、ふだんはほとんどが活動停止状態にあり眠っているのですが、外傷や化学療法で血液が急激に減少すると、造血幹細胞は目を覚まし、急激に分裂し無数の血球を作ります。そして、血球が十分な数になると、未知のメカニズムで再び休眠状態になります。ある研究者は白血病細胞のなかに、無限に増殖する「がん幹細胞」が存在すると考えています。がん幹細胞は、正常の幹細胞を不死にしている遺伝子および経路を活性化することによって不死を獲得しています。しかし、正常の幹細胞とはちがって、生理的な休眠状態に戻ることができません。オペラの〝さまよえるオランダ人〟のように、がん細胞は死ぬことができずに全身をさまようかのようです。がん細胞の不死の探求は、われわれの多くの臓器に埋め込まれたわれわれ自身の不死の探求を反映していると著者は書いています。平均寿命が延びていくと、がんになる人の数は増えていきます。今も多くの人ががんと、いわば自分のなかの不死なるものと向き合って生活しています。

この本の解説を阪大の仲野徹先生が上手に書いています。がんの最新治療の免疫チェックポイント阻害療法についても触れています。がんは免疫系を抑制するようなブレーキをもっていて、免疫細胞からの攻撃をブロックしています。そのブロックをうまく解除することにより、免疫細胞ががん細胞を攻撃できるようにしてやろうという治療法です。実際に商品名がオプジーボという薬が発売され、一部のがんに効果が期待できるとされています。しかし、免疫細胞からの攻撃をブロックしているものを解除すると、正常細胞も攻撃される可能性があり、さらなる問題も現実のものとなってきています。がん4000年の歴史は、未完のまま今後も語り継がれていくことでしょう。

（2016年7月）

ありがとう

東北出身の言語学者が関西にきて驚いたことの1つに「ありがとう」という言葉の使い方があります。東北大学出身の小林隆さんと澤村美幸さんが書いた『ものの言い方西東』（岩波新書、2014年）を読みますと、貸したお金を返してもらった時に、相手に「ありがとう」と言うかどうかについて書いてありました。東北の人にとっては、「そんなばかな、自分のお金が戻ってきただけではないかと思ってしまうが、関西の学生に聞いたところでは、貸したお金や品物が帰ってくるときにもありがとうと言うのだ」と驚きでした。お店で買い物をして、お店を出るときに「ありがとう」と言う人の割合を都道府県別に示していましたが、関西のほうが東北に比べてずっと多いという結果でした。この本の著者は、店の品物を買ってあげたのに、なぜ客のこちらがお礼を言わなければいけないのかと考えてしまいがちだと書いています。相手との関係を判断し、立場上お礼を言う必要がない場合には「ありがとう」とは言わないというのが東日本流の考え方なのでしょうか。関西では、立場はどうあれ、そこで何かをしてもらったことに対して「ありがとう」と言います。感謝ということもありますが、相手への気遣いや配慮を言葉にして示しているとも理解できそうです。

以前、ロンドンで暮らしていた時を思い出してみると、お店で買い物をした時に、店員さんは「サンキュー」といって品物を渡しますが、お客さんも品物を受け取って「サンキュー」と言っていました。状況からは、品物を渡しました、受け取りましたという確認の言葉でもあるかなと感じていました。

別の機会ですが、ミュンヘンに行った時、レストランに入ると店員さんが「グリュースゴット」（こんにちは）と言ってくれたので、こちらも「グリュースゴット」と返しました。挨拶が「グーテンターク」（こんにちは）ではなく「グリュースゴット」という言い方に、南ドイツに来たのだなあと実感しました。タクシーに乗った時も、運転手さんがまず「グリュースゴット」と挨拶してくれましたので、こちらもまず挨拶を返してから行先を告げました。しかしながら、まず挨拶をかわすというのも、万国共通ではなさそうです。

この本には「おはよう」と言わない地域の全国地図ものっています。「おはよう」と声をかけたら「おはよう」と返すのは、全国共通ではありません。横浜の介護士さんが東北で活動したら、「避難書で活動しているが、こちらがおはようございますと声をかけても、地元の人はおはようと返してくれない。ずいぶんちがう土地に来たんだなと思った」そうです。神戸から行った人は「まわりくどい言い方をせず、ぱっぱっと単刀直入に話す」という印象をもちました。決まり事としての挨拶の型が存在するかどうかですが、東北よりも関西のほうがより整っているようです。

朝日新聞2016年8月24日夕刊の「まだまだ勝手に関西遺産」の見出しは「行けたら行く　ほんまに来るとは……」でした。大阪生まれの43歳の男性が飲み会の幹事を務めたときに、手ちがいで仲の悪いAさんとBさんの両方に声をかけてしまったそうです。Aさんは「行く」、Bさんは「行けたら行く」という返事でした。男性はBさんが来ないものだと思ってホッとしていたら、なんとBさんが来たので、Bさんの席は用意していなかったし、Aさんは不機嫌になるしで、飲み会の運営でえらい目にあいましたという記事が載っていました。大阪と東京の人に質問すると、大阪の60代の男性は「行けたら行く」は「行く確率10％で、ほかの用事はないけど、行きたくない時に使う」と答えました。一方、東京の70代の女性は「行く確率80％で、せっかく誘ってくれたから、ほかに用事があっても都合をつけて行こうと思った時に言う」そうです。関西では、あからさまに相手を傷つける言い方はしないという配慮が発達しています。しかし、この関西が培ってきた人間関係の発想が若い世代には伝わっていないのではないかとも書いてありました。表現の裏にある意図を読むことや、人間関係の結びつきを残したいという気持ちは1つの文化ですので、ほかの文化を尊重することは、自らの文化を意識することから始まると思いました。

（2016年9月）

若冲

2016年5月の連休に、「禅－心をかたちに－」を見に国立京都博物館を訪ねました。キャッチフレーズは「見て感じる禅問答」でしたが、白隠の絵にはいささか疲れを感じました。最後の展示室に入りますと、構図がとても斬新な障壁画がありました。近づいて作品名をみると、鹿苑寺大書院障壁画のうち竹図、伊藤若冲筆とありました。その時に初めて若冲が出品されていると知ったのですが、禅画としてみて、とても素敵でした。

辻惟雄さんの『日本美術の歴史』（東京大学出版会、2005年）では奇想の画家たちとして、蕭白、蘆雪といっしょに京都奇想派とされている若冲（1716～1800）ですが、もともと禅の画家であったということを思い起こしました。7月に相国寺承天閣美術館の「生誕300年記念　伊藤若冲展」でコロタイプ印刷による複製品でしたが動植綵絵《どうしょくさいえ》30幅を、こちらはオリジナルの釈迦三尊像を中心とした空間でくわしく見て、超現実的ですが細部にまで宿っている作者のいわば魂にふしぎな感動を覚えました。同日に細見美術館にも寄り、雪中雄鶏図をみました。五徳を備えるという雄鶏に、高潔な人格を象徴する竹と菊を組み合わせた図様は、世俗を離れてひとり自己の信じる道を追求する求道者の寓意だそうです。

その後、狩野博幸さんの『若冲－広がり続ける宇宙』（角川文庫、２０１０年）をなかなかおもしろく読みましたので、少し紹介いたします。

１７７３年、58歳の若冲は宇治の萬福寺二十世住持の伯珣照浩《はくじゅんしょうこう》に会いに行きました。この時の場面を伯珣和尚自身が綴った文章が残っています。若冲はこの中国人の和尚さんに、道号を付けていただきたい、そして僧衣もいただきたいと申し出ています。伯珣はただちに「革叟《かくそう》」という道号を与え、さらに着ている僧衣を脱いで渡しました。相国寺の大典《だいてん》和尚と親しい若冲でしたが、自分から道号、僧衣を求めたということに驚きました。絵に対する日々の怠ることのない精進とゆるぎない信念には自信をもっていたということでしょうか。

１７７1年、若冲が生まれ育った錦小路高倉市場が営業停止になりました。五条問屋町が町奉行所に金銭を渡して錦小路高倉市場をつぶそうとたくらんだ陰謀でした。この事態に対して立ち上がったのが56歳の若冲であったことを示す資料が最近発見され、粘り強い根回しと交渉を繰り返し、3年後に錦小路高倉市場の再開にこぎつけたいきさつがわかりました。命がけで江戸表まで訴え出ることも考えて用意周到に行動していました。決して、絵しか画けないオタクではなく、現在の錦市場の存続の危機を救った人で、この間の3年間ほとんど作品を残していなかったという美術史上の謎もこのことによって解決しました。

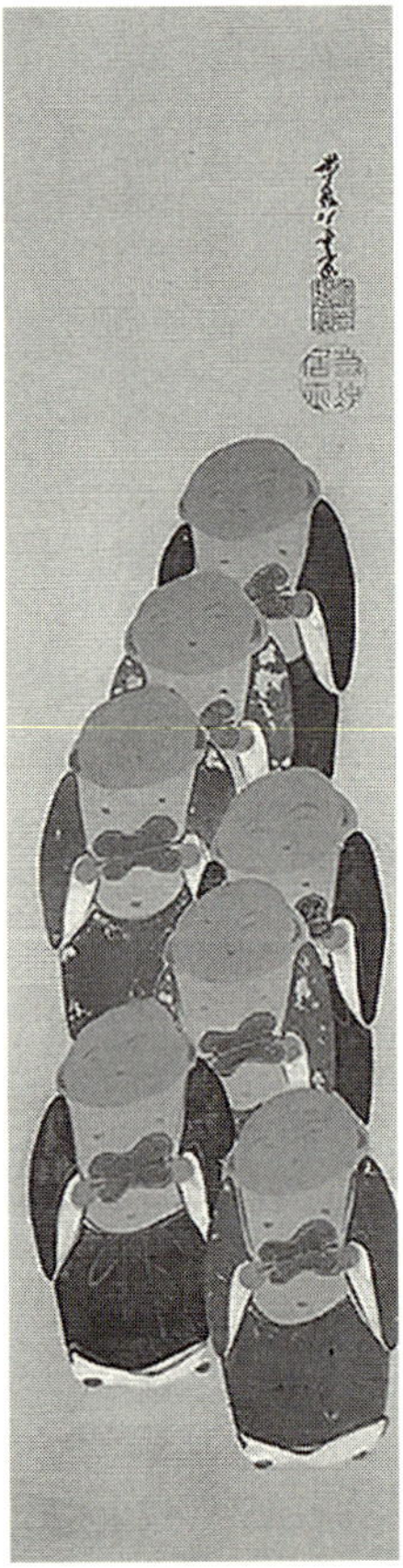
伏見人形図

このことを知ったあとで若冲の伏見人形図をみると違ってみえると狩野博幸さんは指摘しています。伏見人形図には布袋《ほてい》を描いたものがあります。単体と複数のものがあり、複数の7人の布袋図は画題としてはふつうのものです。さて、１７７５年、伏見奉行とその役人たちの暴政に立ち上がった伏見町人が江戸表に訴え出て勝訴する事態がありました。この時に、町人たちにも犠牲者がでました。当時、幕府の１組織である奉行所に対する訴えでは、訴え出た町人の命は保証されていません。牢死した者７人は伏見義民として、いまでも土地の人々の尊敬を受けています。伏見人形図の７人の布袋の７人には格別なイメージが重なって見えてきます。

　このように若冲を追善の画家と考えて年譜を振り返ってみますと、１７７０年に父親の33回忌にあたって、釈迦三尊像と動植綵絵の相国寺への寄進が完了しています。その５年前の１７６５年に弟が亡くなったので、同年に釈迦三尊像と動植綵絵のそれまでに完成した絵を相国寺に寄進しています。また、若冲に道号と僧衣を与えた伯珣和尚は１７７６年に亡くなっていますが、この年から伯珣和尚ゆかりの伏見石峰寺裏山に石像が造り始められています。こうみてくると、若冲の絵に祈りの気持が込められているという感慨がより強くなってきます。

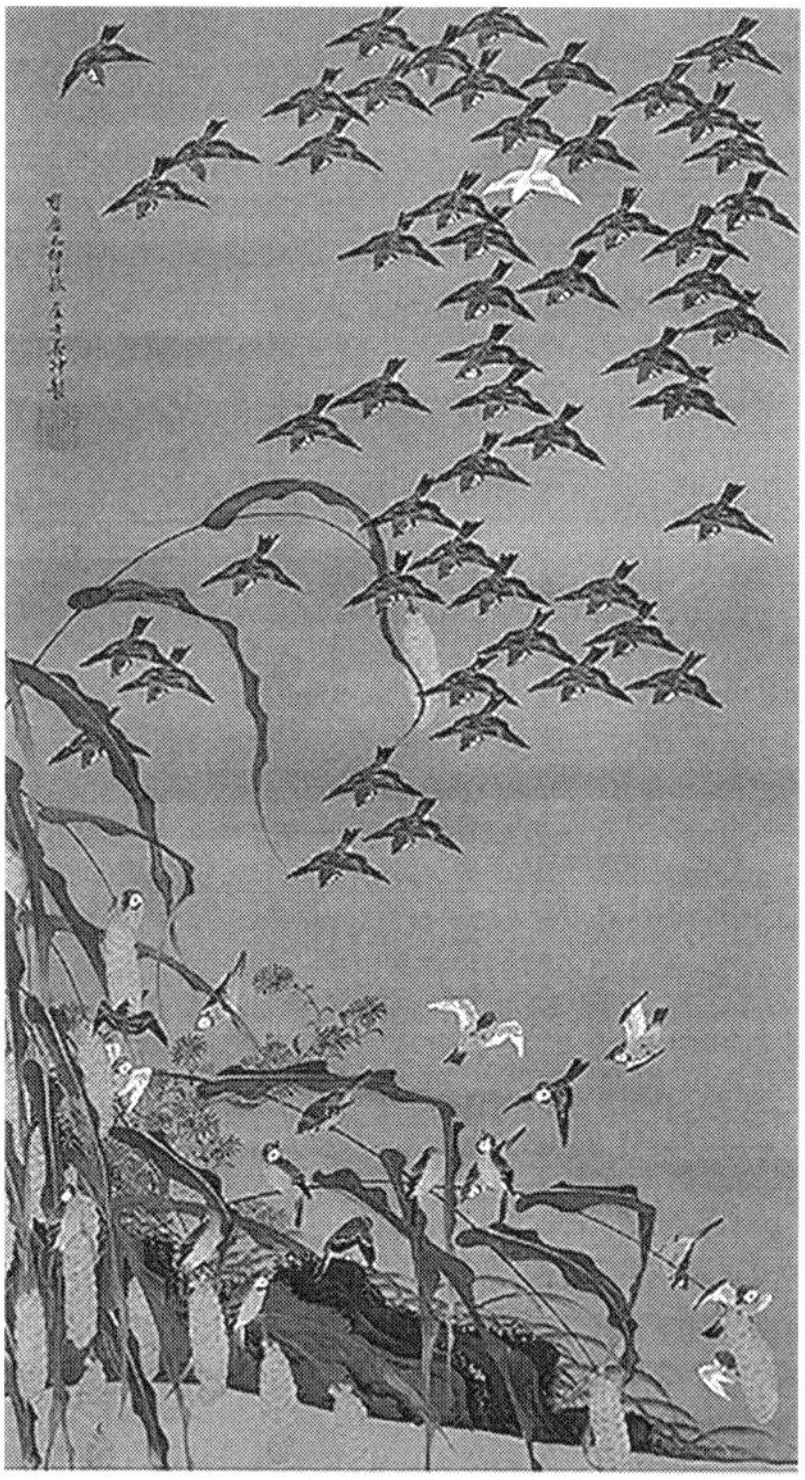

動植綵絵　秋塘群雀図

　生涯妻帯しなかった若冲は、晩年には石峰寺門前に暮らしました。後家となり１人の子どもを連れ、尼僧となり和歌を好んだ妹と同居し、夫婦かと思われるほど仲睦まじかったようです。三十六歌仙図屏風には女性歌人ものびやかな筆で描いていますが、その女性歌人のなかに和歌を好んだ妹の面影をこっそりと描きこんでいたとしたらおもしろいのですが、確かめようがありません。若冲に茶目っ気を感じる私としては、若冲ならそのくらいやりそうだと思っています。独身で妹が理解者と言えば宮沢賢治を連想するのですが、若冲における妹の力を論ずるには資料がなにもありません。10月22日、土曜日の午後、その日が時代まつりの時代行列の日と知らずに京都を訪ね、「若冲の京都　KYOTOの若冲」を見た余韻に浸りながら京都市美術館の前で、時代行列の中に、若冲の妹の幻影が通りすぎるのをわずかに感じただけでした。

若冲は、ある日市場で生け捕った雀を売るのに出会い、焼き鳥にされる運命に同情して、数十羽を買い求め、自宅の庭に帰って放してやったと伝えられています。その雀たちは動植綵絵　秋塘群雀図《しゅうとうぐんじゃくず》中で自由に遊んでいるのではないでしょうか。

（2016年11月）

少年の日の夢に生きる

伊藤利根太郎先生（1925〜2008）の本『〝らい〟を追いかけて　少年の日の夢に生きる』（大和山出版社　1984年）を紹介したいと思います。

伊藤先生は医学部の2年生であった1945年頃に香川県にある国立ハンセン病療養所の国立療養所大島青松園を見学に訪れています。そこで林文雄先生から次のようなお話を聞きました。

明治6年（1873年）にフランスからカトリック司祭のテスト・ウイッド神父さんが日本に来て、カトリックの布教にあたっていました。明治20年のある日、田舎道を歩いていると水車小屋の中から人の泣き声が聞こえてきました。どうしたことかと小屋の中をみると一人の女性の「らい」患者がいました。訳を聞くと、「自分はこの病気にかかったので家族にも見離されてしまいました。これからどうして生きていったらよいのかと思うと悲しくてたまらず、思わず泣いてしまったのです」ということでした。神父さんは、この人たちをほうっておけない、患者さんたちの病院を早く建てよう、これこそがキリスト教徒らしい行為であると考えました。そして2年後の明治22年に静岡県御殿場市に神山《こうやま》復生病院という日本最初の専門病院が建設されました。この病院が開所されるに当たって、ここで患者さんの看護にあたるカトリックのシスターの募集がヨーロッパで行われましたが、2名の募集人員に対して、200人を超える応募がありました。このように、日本の「らい」事業は外国のミッションによって開始されたことを林先生は若き日の伊藤先生にお話しされました。このことが、伊藤先生が国際交流に努めようと決心されたいきさつです。

それから26年後、私が医学部に入学した年、1971年5月の連休に医学系サークルの人に誘われて大島青松園を訪問しました。その地で大阪大学微生物病研究所教授になっておられた伊藤先生にお会いすることができました。その夜に、伊藤先生からハンセン病を治療する医師になろうと思ったいきさつについて直接お聞きしました。

伊藤先生が小学校4年生の夏のことでした。その当時住んでいた尼崎市には由緒ある櫻井神社があり、夏祭りは盛大なものでした。夏祭りに神社に行くと、神社の入口から参道にかけて、何人かの人々が道の両側に坐って参拝者に援助を求めていました。よくみると顔面や手足の形が著しく損なわれている人々でした。こわくて神社の中に入れず、一目散に家に逃げ帰ってしまいました。家に帰ると姉がいました。姉は当時の大阪高等女子医学専門学校（現在の関西医科大学）の学生であったので、神社の参道で見た人々のことを聞いてみました。「それは〝らい〟という病気にかかった

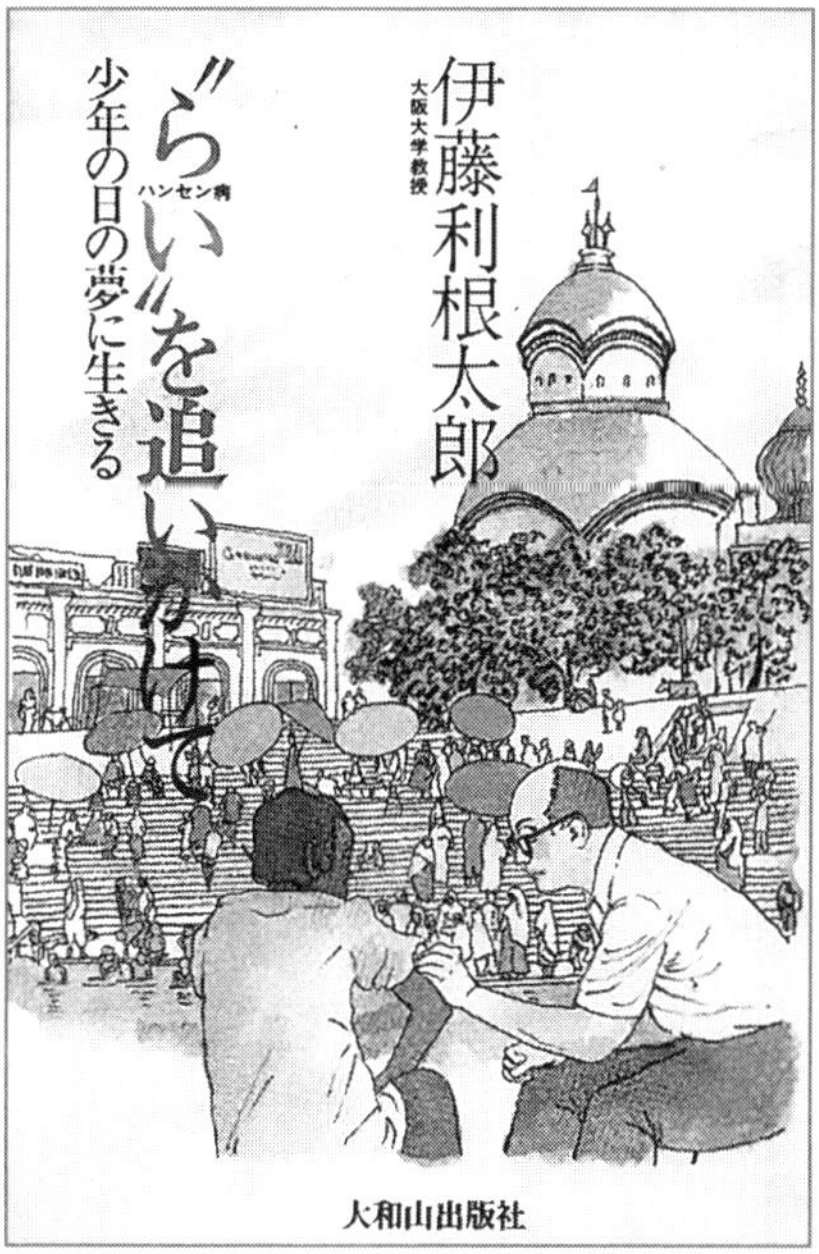

人たちなの」「治らない」ということなので、医者は何をしているのだと返しました。姉から、そしたらあなたが医者になって治す薬をみつけたらいいじゃないの、怖がってばかりいてはだめ、しっかりしなさいと言われたので、まったくその通りだと思ったと話されました。

そして、伊藤先生は医者になり、「らい」という病気を専門とするようになりました。初恋の人と添い遂げることができたようなものであると書いておられます。ところで、伊藤先生が医者になった頃には「らい」に効く薬はすでに見つかっていて、今では治る病気になっています。

伊藤先生は「らい」をハンセン病と呼び変えることによって、何か大きな進歩があるような錯覚に陥ることを恐れて、微妙な背景もわかった上で、「らい」という学問用語を使っておられます。

伊藤先生は、およそ人間の食べ物ならなんでも食べられる、趣味は料理で、なぜか国籍と商売をよくまちがわれる、タイに行けばタイ人とまちがわれるそうです。そしてタイでは「タイの人々といっしょの場所で寝起きし、同じものを食べてワイワイいいながら仕事をする方が親しみがより深まる」と思って実行されていますので、なるべくしてタイのビヤ先生と親友になりました。そして、ビヤ先生から教えられることがありました。

ビヤ先生は「らい」の治療を行っていますが、治療に行っている村の子どもたちが読み書きもできないことを知り、ひたすらに奔走してお金をあつめ、自分のポケットマネーも加えて、小さいながらも学校を作るのに大きな貢献をしたのでした。元旦の日にビヤ先生の運転するジープに同乗してその村を訪問した伊藤先生は、子どもたちがビヤ先生にていねいにあいさつするのを見て、涙がでてどうしようもなくなりました。私たちが発展途上国に行ってもとても先輩顔なんかできず、むしろこちらが教えられに来たようなものだと書いておられました。

伊藤先生の中学は旧制の新潟県立六日町中学校で、「教科書をおろそかにして小説・文学の類を多読してもあまりやかましくいわれなかった」学校でした。その学校で育った先生の味がある文章とユーモアもおおいに楽しみました。

（2017年1月）

あとがき

アナムネーシスとは医学用語では病歴ですが、もともとはギリシア語で哲学用語としては想起と訳されています。広辞苑をみますと、「プラトン哲学では、精神がこの現象界に生れる以前にイデアの世界で得ていた直観を想起するのが真の認識であると考えた。」と書いています。この本を『小児科医のアナムネーシス』としましたが、もともとは「アレルギーの診察室から」と題してオンラインジャーナルに掲載していたものです。

いきさつですが、2006年夏に、音楽療法を実践されている水野恵理子先生から「アゴラ通信」に記事を書きませんかとお誘いをうけました。「アゴラ通信」とは、主にスペースアゴラ音楽教室に関連する人々を対象として、2ヵ月に1回刊行されているオンラインジャーナルです。2ヵ月に1回ならなんとかなるかなと引き受けました。

2007年に終了した番組ですが、ラジオ大阪では「アレルギーの診察室」という番組を日曜日の早朝に放送していました。私は、1984年頃から番組終了まで1、2年に1回、14回ほど出演させていただきました。その番組のタイトルをヒントに「アレルギーの診察室から」とすればアレルギーの話題でなくても何でも書けるだろうと考えました。

２００６年９月号を連載第１回として書き出してみると、アレルギーの話題で開始したものの、だんだん今まで読んできた本の感想文になってきたようですが、自分の思ったこと、考えてきたことを振り返るいい機会として連載を続けてきました。２０１７年１月の「アゴラ通信」が№２６１で、そこに載っている私の文章が連載第63回です。

大乗経典『華厳経《けごんきょう》』の「入法界品《にゅうほっかいぼん》」では、善財童子という青年が、文殊菩薩の教えを受け、多くのよい指導者を歴訪するというお話が説かれています。善財童子をお手本にしようと思ってはるかに及ばなかったのですが、よい指導者に恵まれた幸運に感謝しています。「アゴラ通信」の読者で、前関西福祉科学大学教授の本宮幸孝先生に、本にされたらいかがですかとすすめられていたこともあり、今回拙文ながらまとめてみることにしました。

連載記事の出版を快諾してくださった「アゴラ通信」発行者の水野恵理子先生、読んで感想を伝えてくださった「アゴラ通信」読者の皆様、出版にあたりお世話になったせせらぎ出版の山崎亮一様に深謝いたします。

２０１７年春

土居　悟

土居　悟（どいさとる）

1952年　大阪に生まれる
1977年　大阪大学医学部医学科卒業
1984年　大阪大学医学部小児科助手
1987年　大阪府立羽曳野病院小児科診療主任
1988年　医学博士（大阪大学）
1991年　英国国立心肺研究所アレルギー臨床免疫部門客員研究員（1年間）
2000年　大阪府立羽曳野病院小児科部長
2015年　地方独立行政法人大阪府立病院機構大阪府立呼吸器・アレルギー医療センター副院長
2017年　同　退職

1991年　WELLCOME RESERCH FELLOWSHIP RECIPIENT
（ウエルカム財団の招待により英国国立心肺研究所へ出張）
1996年　第3回大塚製薬学術論文賞受賞
2002年　第19回日本小児難治喘息・アレルギー疾患学会会長
2007～11年　大阪大学医学部臨床教授

主な著書（共著）

『小児科領域のアレルギー』医薬ジャーナル社　1993年
『図説　小児喘息の特徴　－病態と薬物療法を中心に－』メディカルレビュー社　2003年
『今日の小児診断指針第4版』医学書院　2004年
『小児看護学　病態生理・疾病論』廣川書店　2006年
『小児呼吸器の看護マニュアル』メディカ出版　2006年
『小児アレルギーシリーズ　喘息』診断と治療社　2006年

●カバー画＝仲川佳那「黄金のイチョウ」

小児科医のアナムネーシス

2017年4月22日　第1刷発行

著　者　土居悟

発行者　山崎亮一

発行所　せせらぎ出版

〒530-0043　大阪市北区天満2-1-19　高島ビル2階
TEL. 06-6357-6916　FAX. 06-6357-9279
郵便振替　00950-7-319527

印刷・製本所　株式会社ムレコミュニケーションズ

 ISBN978-4-88416-255-9

せせらぎ出版ホームページ　http://www.seseragi-s.com
メール　info@seseragi-s.com